NOTICE

HISTORIQUE, PHYSICO-CHIMIQUE ET MÉDICALE

SUR LES

EAUX THERMALES CHLORURÉES

DE

SALINS

Près Moûtiers-Tarentaise (Savoie)

PAR

LE DOCTEUR CAMILLE LAISSUS,

Médecin consultant à Moûtiers et à Brides-les-Bains.
Médecin de l'Hôtel-Dieu de Moutiers,
Inspecteur des pharmacies, médecin des épidémies,
Membre correspondant de la Société impériale de médecine de Lyon,
de la Société d'Hydrologie médicale de Paris,
de la Société médicale de Chambéry,
Membre fondateur de l'Académie de la Val d'Isère.

PARIS,
J.-B. BAILLIÈRE ET FILS,
LIBRAIRES DE L'ACADÉMIE IMPÉRIALE DE MÉDECINE,
RUE HAUTEFEUILLE, 19.
Près du boulevard Saint-Germain.
1869.

NOTICE
HISTORIQUE, PHYSICO-CHIMIQUE ET MÉDICALE
SUR LES
EAUX THERMALES CHLORURÉES
DE
SALINS
Près Moûtiers-Tarentaise (Savoie)

PAR

LE DOCTEUR CAMILLE LAISSUS,
Médecin consultant à Moûtiers et à Brides-les-Bains,
Médecin de l'Hôtel-Dieu de Moutiers,
Inspecteur des pharmacies, médecin des épidémies,
Membre correspondant de la Société impériale de médecine de Lyon,
de la Société d'Hydrologie médicale de Paris,
de la Société médicale de Chambéry,
Membre fondateur de l'Académie de la Val d'Isère.

PARIS,
J.-B. BAILLIÈRE ET FILS,
LIBRAIRES DE L'ACADÉMIE IMPÉRIALE DE MÉDECINE,
RUE HAUTEFEUILLE, 19.
Près du boulevard Saint-Germain.
1869.

Ouvrages du même Auteur.

1° Mémoire sur les eaux thermales de Brides (Savoie), lu à la Société d'hydrologie médicale de Paris, le 25 mars 1861.

2° Les Eaux thermales de Brides-les-Bains (Savoie), en 1860 et 1861.

3° Etudes médicales sur les Eaux thermales purgatives de Brides-les-Bains, près Moûtiers (Savoie), suivies de Considérations sur les Eaux minérales de Salins et les Eaux-mères des Salines de Moûtiers. — *Moûtiers*, 1863.

Moutiers-Tarentaise. — Imprimerie de Charles Ducrey.

La bienveillance avec laquelle ont été accueillies mes premières publications sur les Eaux thermales de Brides-les-Bains, m'a engagé à poursuivre mes études hydrologiques sur les Eaux minérales de la Tarentaise, et en particulier, sur les Eaux thermales chlorurées de Salins, véritables Eaux de mer thermales dans le sein des Alpes. La cession récente par l'Etat, à la Ville de Moûtiers de la Saline et de la précieuse Source qui l'alimente pour être convertie en Etablissement thermal, va imprimer un nouvel essor à la prospérité de ces Eaux remarquables dont la vulgarisation n'a pas été, jusqu'ici, à la hauteur de leur puissante valeur thérapeutique. Il faut donc se hâter de mettre la main à cette œuvre patriotique et humanitaire, car l'avenir de notre ville et de la Tarentaise est attaché au succès de nos Eaux minérales. J'apporte, de mon côté, ma pierre à l'édifice, m'estimant trop heureux si je puis être utile à mon pays, en attirant l'attention sérieuse de mes collègues sur une Source thermale unique en Europe.

Dr Camille LAISSUS.

HISTORIQUE.

Les Eaux thermales de Salins sont connues depuis un temps immémorial ; on peut dire que leur existence remonte aux temps les plus reculés de notre histoire nationale, quoiqu'on ne puisse préciser exactement l'époque de leur découverte. Il est très-probable que ces sources salées qui servaient déjà, avant l'invasion romaine, à la fabrication du sel, objet de première nécessité pour l'alimentation publique, donnèrent naissance à Salins qui n'est plus maintenant qu'un petit village, mais qui fut autrefois une ville assez importante sous les noms de *Salinæ, Salinum, Darentasia*. Il est à présumer qu'il en fût de même de l'origine du château de Salins, appelé plus tard château de Melphe (probablement à l'époque de l'invasion des Sarrasins, car le mot Melphe, en arabe, signifie, dit-on, *eau salée* [1].) Ce château situé sur le roc qui domine Salins au sud-est, et dont il ne reste presque plus de vestiges, a été au moins aussi ancien que la ville, dit J. J. Roche dans ses précieuses *Notices historiques*, car le sel était une richesse du pays, et on a dû, ajoute-t-il, prendre des précautions de bonne heure pour mettre cet endroit à l'abri des incursions de l'ennemi [2]. D'après les recherches et les observations récentes faites sur les lieux par M. Garin, ancien Curé de Salins, et par M. le Chanoine Million, l'assiette générale de ce château, sa motte en partie artificielle, ainsi que les inductions historiques, portent à croire qu'il y avait là, dès le quatrième siècle, un château romain composé probablement d'une tour en pierre élevée au milieu d'une enceinte de retranchements [3]. Ce qu'il y a de certain, c'est que tous les conquérants qui pénétrèrent dans la Centronie attachaient le plus grand prix à la possession de Salins qui était, pour ainsi dire, considéré comme la clef du pays.

Sur l'autorité de Polybe, J. J. Roche, et après lui le docteur Socquet, pensent que ce fût Salins qu'Annibal fut obligé d'assiéger et de prendre, afin de pouvoir continuer sa marche vers

[1] Promenade en Tarentaise, par M. Despines, sous-préfet, p. 87.

[2] Notices historiques sur les anciens Centrons, par J.-J. Roche. *Moûtiers*, 1819, page 58.

[3] Mémoires de l'Académie du Val d'Isère, tome 1er, page 353.

les Alpes Grecques, l'an de Rome 534, c'est-à-dire 218 ans avant l'ère chrétienne.

« Si, l'an 534 de Rome, cet endroit était déjà « fortifié, écrit l'auteur précité, Salins a dû « exister dans des temps très-reculés[1]. »

L'histoire romaine nous apprend, d'ailleurs, que plusieurs années avant la conquète entière des Gaules par Auguste et son lieutenant Terentius, deux généraux romains, Vétérus et Messala Corvinus, ne purent soumettre les Centrons ni les Salasses leurs voisins, qu'en les privant du sel qu'ils tiraient de la basse Tarentaise, c'est-à-dire de Salins.

« Ces lieux rappellent, dit le docteur Socquet[2], « les hauts faits d'armes d'un des plus grands « capitaines de l'antiquité, et certes, il fallait « que la civilisation fût déjà très-avancée chez « les Centrons, 218 ans avant l'ère chrétienne, « puisque à cette époque, ces peuples alpins « avaient déjà des places fortifiées pour défendre à la fois et leurs frontières et leurs établis« sements importants, tels que les sources salées « de Darentasia. »

D'un autre côté, l'existence d'une voie romaine dont il ne reste bientôt plus de traces[3], les

[1] Notices historiques, par J.-J. Roche, p. 59.

[2] Essai sur les Eaux minérales de la Perrière (Brides-les-Bains), par le docteur Socquet, p. 65.

[3] Cette voie romaine conduisait de Vienne (Dauphiné) jusqu'aux Alpes Grecques (Petit-St-Bernard). Depuis Briançon, elle passait sur la rive gauche de l'Isère et venait aboutir à Salins par un pont jeté sur le Doron.

découvertes anciennes et modernes de vases romains et d'une quantité de médailles romaines commémoratives des principales époques de la république et de l'empire romain, les inscriptions romaines qu'on voyait encore à Salins, il y a trois siècles, selon Aymar du Rivail[1], la position topographique de Salins au débouché des trois grandes vallées du pays, affirment suffisamment l'importance que dût avoir à cette époque la station romaine de Salins.

On ne sait rien de certain sur les temps postérieurs, époque de dévastation et de ruines qui signalèrent les invasions des Barbares dans notre pays, des Ostrogoths et des Lombards d'abord, et ensuite des Sarrasins[2].

M. Victor de St-Genis nous dit dans son Histoire de Savoie (tome 1er page 149) que, en 939, les Sarrasins occupent la Tarentaise et bâtissent au-dessus de Salins le château de Melphe dont le nom arabe (eau salée) s'est perpétué jusqu'à nous. Il est très-possible que ce château ait été reconstruit ou restauré par les Sarrasins; mais l'origine en est probablement beaucoup plus ancienne, comme nous l'avons vu ci-dessus, et paraît remonter à l'époque romaine. On peut affirmer, dit l'abbé Garin, dans sa remarquable notice historique sur Salins, que ce château dût

[1] Notices historiques sur Salins, par l'abbé Garin, dans les Mémoires de l'Académie de la Val d'Isère, tome 1er, p. 313.

[2] Dictionnaire historique, par Grillet, tome 3me, p. 133.

être considérablement augmenté au dizième siècle, lorsqu'apparut la féodalité[1].

Plus tard, vers le milieu du onzième siècle, en 1082, lors de la défaite d'Aymeric, seigneur de Briançon, par le Comte de Savoie Humbert II, dont Héraclius archevêque de Tarentaise avait sollicité le secours, c'est encore à Salins que le Comte de Savoie, en y organisant ses tribunaux et les diverses administrations, établit sa juridiction, juridiction qui fut l'origine d'une longue lutte entre les princes de Savoie qui avaient leurs représentants à Salins et les archevêques de Tarentaise qui demeuraient à Moûtiers, lutte qui se termina plus tard par l'absorption du reste de la Tarentaise au profit de la Maison de Savoie. Depuis cette époque, la ville et le château de Salins étaient devenus célèbres par le séjour que les princes et les princesses de la Maison de Savoie y firent, et par des transactions et autres actes qui y furent passés[2].

Vers la fin du quatorzième siècle, selon J. J. Roche, la ville de Salins est détruite par un éboulement considérable venant de la côte occidentale, éboulement qui remplit la vallée, exhausse le sol de six à huit mètres, et enfouit les sources salées à huit mètres au-dessous du niveau

[1] Mémoires de l'Académie de la Val d'Isère, tome 1er. p. 354.
[2] Histoire généalogique de la Royale Maison de Savoie, par Guichenon, tome 1er, p. 253.

du lit du Doron, comme on peut encore le constater aujourd'hui.

M. l'abbé Garin que je me plais à citer souvent, parce que ses recherches historiques sur Salins sont très-intéressantes, pense que cette catastrophe n'eut lieu qu'après le milieu du quinzième siècle. Il appuie son opinion qui me paraît très-probable, sur ce que l'on trouve, jusqu'à cette époque, une foule d'actes judiciaires et administratifs faits *in villâ Salini* au nom des Comtes et des Ducs de Savoie, tandis que plus tard, des titres postérieurs prouvent que Salins n'était plus alors qu'un village dévasté.

« Il est certain, dit le même auteur, que les « anciennes Salines de Salins étaient encore « en pleine activité en 1449, comme on le « voit par un acte cité dans l'inventaire des « titres de l'archevêché de Moûtiers. Jean Dog- « naz, qui avait alors été nommé Conservateur « des Salines de Salins par le Duc Louis, avait « défendu que personne n'eût à vendre du sel « mariné *dès Conflans en sus*, sans sa permission, « probablement pour favoriser le débit du sel de « Salins[1]. »

Quelle que soit la date de ce cataclysme qui anéantit la ville de Salins, les sources salées furent enfouies dès lors et perdues pendant plus d'un siècle. Par une coincidence aussi re-

[1] Mémoires de l'Académie de la Val d'Isère, tome 1er, p. 345.

marquable que providentielle, au moment de la perte des Eaux de Salins, on faisait la découverte du roc salé d'Arbonne près le Bourg-St-Maurice, dans la haute Tarentaise, et son exploitation, autorisée par les princes de Savoie, remplaça celle qu'on venait malheureusement de perdre[1].

Cependant au seizième siècle, en 1559, le Duc Emmanuel Philibert voyant que l'exploitation de la mine de sel gemme d'Arbonne est trop onéreuse, ordonne des travaux pour rechercher les Eaux de Salins et les amener à Moûtiers ; de cette époque datent les Salines de Moûtiers[2]. Exploitées d'abord par le Gouvernement, elles sont affermées en 1569 à un nommé Benedict Stochtral, d'origine Suisse[3]. Roche nous apprend dans ses *Notices* qu'en 1686, ces Salines étaient encore en pleine activité, et que le Prince en retirait alors un revenu considérable. « Ces « Salines, dit-il plus bas, furent détruites au « commencement du dix-huitième siècle, pen- « dant la guerre avec la France, car à la paix de « 1713, il ne restait plus que les masures[4]. » Le roi Charles Emmanuel III, lors de son avènement au trône, en 1730, fait construire de nou-

[1] Roche, ouvrage cité, p. 79.
[2] Grillet, tome III, p. 137.
[3] Inventaire des titres de l'Archevêché.
[4] Roche, p. 80.

velles Salines à Moûtiers, sous la direction du baron de Buetz, gentilhomme Saxon. Dès lors, ces nouvelles Salines édifiées sur un plan grandiose, éprouvent de nombreuses avaries ; tantôt c'est une grande inondation, comme celle de 1733, tantôt c'est un violent coup de vent, plus tard un incendie, désastres qui font subir de grandes pertes à ces constructions récentes.

En 1774, les Salines sont louées à une Compagnie de Berne dont l'entreprise ne réussit pas, malgré de nombreux et de coûteux essais. Aussi, dit M. l'abbé Garin, la Société Bernoise se « lassa bientôt de se voir *bernée* par la fortune, « et quoique le bail fût passé pour 30 ans, elle « se retira vers la fin de l'année 1777 ; et les « Salines furent régies pour son compte jus- « qu'en 1781, que le bail fut définitivement rési- « lié. » A cette époque, c'est-à-dire en 1781, Charles-François de Buttet est nommé Directeur des Salines par le roi Victor-Amédée III ; d'importants travaux sont exécutés sous son habile direction, et entr'autres la construction du *Bâtiment à cordes* qui subsiste encore aujourd'hui.

Le produit des Salines étaient alors de 42,000 quintaux anciens de sel pur par an, tandis qu'elles n'en produisaient que 32,000 auparavant.

En 1797, une Société de Paris entreprend de faire marcher les Salines, mais avec peu de succès ; en 1800, elles sont administrées par une Régie intéressée qui fit moins pour elle que les premiers fermiers[1]. Enfin dans le courant de l'année 1806, les Salines passent heureusement entre les mains de la Compagnie de l'Est qui les fait prospérer jusqu'en 1820, époque à laquelle les Salines furent régies au nom du Gouvernement sarde jusqu'en 1859. Pendant cette dernière période, les Salines produisirent annuellement 7 à 8 mille quintaux métriques de sel roux, et 350 quintaux métriques de sulfate de soude.

En 1859, les Salines sont enfin affermées pour une dernière fois à MM. Plasson et Cie de Lyon. Mais l'annexion de la Savoie à la France ayant amené la supression du monopole de la vente du sel, et favorisé de cette manière, l'entrée dans le pays des sels marins d'un prix inférieur, l'industrie saunière de Moûtiers, ne pouvant lutter avantageusement, dût nécessairement en souffrir ; de là, contestations entre le fermier et le Gouvernement. Dès lors, en effet, la fabrication du sel diminua progressivement, au point qu'en 1865, elle n'excéda pas 500 quintaux métriques. La dernière cuite pour la cristallisation du sel a été opérée dans les derniers jours de janvier 1866, et le 29 du même mois, le petit nombre d'ouvriers qui étaient restés attachés au service

[1] Roche : ouvrage cité, p. 75.

des Salines recevaient leur congé définitif. Pendant que la Compagnie Plasson est en litige avec l'administration, les Salines se détériorent et s'écroulent, et bientôt on ne verra plus que des ruines à la place de ces Salines célèbres dans notre histoire locale, autant par la sollicitude et le zèle déployés par les princes de Savoie pour les élever et les entretenir, que par le commerce et l'animation qu'elles procuraient à la Tarentaise.

On me pardonnera cette petite digression historique sur les anciennes Salines, d'abord parce qu'elle se rattache intimément aux Eaux de Salins qui les alimentaient, et ensuite parce qu'il est temps de leur dire un dernier adieu ; car bientôt, il faut l'espérer, nous verrons surgir, à leur place, un Etablissement d'une autre nature, d'un intérêt général et humanitaire.

On ne sait rien de certain sur l'utilisation médicale des Eaux de Salins dans les temps anciens, et on a le droit de s'étonner, avec le Dr Savoyen[1], qu'on n'ait pas encore trouvé à Salins quelques vestiges de monuments balnéaires que les Romains aimaient à construire dans toutes les stations minérales importantes.

Ce n'est qu'en 1838 qu'une Société de Moûtiers, composée de MM. Savoyen médecin, Roche architecte et Blanc libraire, conçut le projet d'élever un Etablissement thermal à Salins sur l'issue même des sources, établissement qui fut commencé en 1839 et terminé en 1841. Ce petit Etablissement, restreint nécessairement par la nature de son emplacement dans une excavation pratiquée à huit mètres au-dessous du niveau du sol, contient au rez-de-chaussée neuf cabinets de bains, une salle de douche, une piscine et un séchoir, et à l'étage supérieur, des salles d'attente et le logement des employés.

L'exiguité du local qui ne permet pas de plus amples développements, la profondeur où est situé l'Etablissement actuel, le nombre croissant des baigneurs, le nombre de bains, relativement petit,

[1] Mémoire sur les Eaux minérales de Salins (Savoie), par le Dr Savoyen. Moûtiers 1840, p. 13.

dont on peut disposer dans la journée, les exigences du confortable dont chaque baigneur aime à s'entourer et qu'on trouve maintenant dans toutes les principales stations minérales, tout concourt à démontrer l'insuffisance de l'Etablissement actuel auquel il faut savoir gré, d'ailleurs, d'avoir inauguré l'emploi thérapeutique des Eaux de Salins, et d'avoir commencé à vulgariser leurs remarquables propriétés. Aussi dès le premier temps de l'annexion, la ville de Moûtiers sollicitait du Gouvernement le cession des Eaux de Salins, et la transformation de la Saline en Etablissement thermal.

« Faisons donc des vœux, disais-je, à la fin « d'un travail publié en 1863[1], pour que la haute « et féconde protection du gouvernement de « l'Empereur soit acquise à cette œuvre émi « nemment philanthropique qui sera comme un « gage assuré de la prospérité future de la ville « de Moûtiers et de la Tarentaise. »

Grâce à la bienveillance du Gouvernement, au zèle et au dévouement de M. Bérard député, grâce aussi à l'activité incessante de notre municipalité, la *concession à la ville de Moûtiers de la Saline, y compris la source qui l'alimente et toutes ses dépendances pour être convertie en Etablissement thermal* est un fait accompli. La

[1] Etudes médicales sur les Eaux thermales purgatives de Brides-les-Bains, suivies de considérations sur les Eaux de Salins par le Dr Laissus fils. Moûtiers, 1863.

loi en a été votée le 18 juillet 1868 au Corps Législatif, le 28 du même mois au Sénat, et promulguée le 10 août 1868[1].

Ce résultat, comme on le voit, est de la plus haute importance; et il faut féliciter sincèrement tous ceux qui se sont aidés à l'obtenir; mais ce qui est plus important encore, c'est la réalisation de l'idée, c'est la mise en pratique des projets. Il est urgent de mettre de suite la main à l'œuvre; c'est dans ce but que l'administration municipale de la ville de Moûtiers s'est mise en rapport avec des capitalistes étrangers, afin d'accélérer la construction d'un nouvel Etablissement dont l'installation, il faut l'espérer, ne laissera rien à désirer.

[1] Bulletin des Lois n° 1625.

TOPOGRAPHIE,

TRANSPORT DES EAUX, — EXCURSIONS.

Salins, qui fut autrefois une cité importante, n'est plus maintenant qu'un modeste village enclavé dans un vallon étroit qui est lui-même encaissé dans une double rangée de montagnes gypseuses et calcaires, et traversé par le torrent du Doron; il n'est distant que d'un kilomètre de la ville de Moûtiers, chef-lieu d'arrondissement, siége d'un Tribunal et de l'Evêché de Tarentaise, le plus ancien de la Savoie.

Pour arriver à Moûtiers, on prend le chemin de fer Victor-Emmanuel jusqu'à la station de *Chamousset* où l'on trouve des diligences et des voitures pour Moûtiers en correspondance avec les principaux trains[1]. Une belle route plane relie Salins et Moûtiers. L'altitude de Salins au-dessus du niveau de la

[1] Lorsque l'embranchement de la voie ferrée sera fait jusqu'à Albertville, ce qui aura lieu dans un avenir peu éloigné, Moûtiers ne sera plus qu'à une très-petite distance du chemin de fer.

mer est de 492 mètres, mesure prise au niveau de l'église[1]; sa position géographique est à peu près la même que celle de Moûtiers, c'est-à-dire, de 45°. 29. 3. de *latitude* et de 4°. 11. 34. E de *longitude*[2].

La moyenne de la température est de + 18 à 20 degrés centigrades pendant l'été; le vent dominant est celui du Nord dans le sens de l'ouverture de la vallée qui est dirigée du Nord au Sud.

L'état sanitaire de la population est excellent; il y a eu jusqu'à présent absence complète d'épidémies. Le village actuel est traversé par la nouvelle route départementale qui, après cinq kilomètres de parcours, met en communication directe Brides-les-Bains et Salins, et se dirige ensuite vers Bozel, chef-lieu de ce canton, situé au pied du massif imposant des glaciers de la Vanoise.

Les Eaux de Salins sourdent, sur la rive droite du Doron, au pied d'un grand roc calcaire qui domine le village au sud-est, à huit mètres de profondeur au-dessous du niveau du sol. Une ancienne tradition, dit M. l'abbé Garin, affirme que les Eaux coulaient anciennement au niveau du sol, et qu'on pouvait s'en servir pour l'arrosage des prairies environnantes[3]. D'après J.-J.

[1] Chanoine Miédan — Congrès scientifique de Grenoble, 1867. p. 470, 471 et 472.
[2] Annuaire publié par le Bureau des Longitudes pour 1869. p. 310.
[3] Mémoires de l'Académie de la Val d'Isère, tome 1er, p. 492.

Roche, les eaux jaillissent par cinq ouvertures différentes qui partent toutes d'une source commune, puisqu'en faisant dégorger la principale, on fait tarir les autres. Dès le milieu du quinzième siècle, comme nous l'avons vu précédemment, les sources furent enfouies à huit mètres au-dessous de la surface actuelle par des éboulements et des inondations ; elles furent réunies, depuis, dans deux bassins souterrains désignés sous le nom de *grande* et de *petite source*. La petite source, qui avait été concédée en 1840 par le Gouvernement Sarde aux propriétaires de l'Etablissement, s'est perdue il y a quelques années, par suite de travaux inopportuns. Il ne reste actuellement que la *grande source* qui est captée dans un magnifique bassin voûté et construit en pierres de taille ; une cheminée d'échappement située à la partie supérieure de la voûte, laisse sortir les gaz et les vapeurs qui se dégagent en abondance à la surface des eaux. C'est dans ce bassin que plongent les canaux qui amenaient l'eau salée aux Salines de Moûtiers, et qui servent encore provisoirement à alimenter l'Etablissement thermal.

Cet Etablissement posé en ligne diagonale au milieu de Salins, est un bâtiment carré long, composé d'un rez-de-chaussée et d'un étage supérieur. C'est dans le rez-de-chaussée que se trouvent les cabinets de bains, la douche et la piscine. Le rez-de-chaussée étant situé très-bas, plus bas nécessairement que la source que nous savons être à huit mètres de profondeur au-dessous du niveau du sol, il en résulte que les salles de bains sont froides et un peu humides, ce qui n'est pas très-favorable à l'hygiène du baigneur. L'étage supérieur, qui est encore en contre-bas de la route départementale, est composé du bureau du concierge et des salles d'attente.

Cet Etablissement qui a pu suffire, pendant les années passées, aux besoins du nombre peu considérable de personnes qui venaient lui demander la santé, est actuellement trop petit et ne répond plus à l'importance et à la renommée de ces eaux ; d'un autre côté, nous avons vu, qu'il est limité dans son accroissement par l'excavation où il est situé et où manquent l'air, la lumière, la vue et l'agrément[1]. « Un succès « chaque jour grandissant, est-il dit dans le « rapport fait au Corps Législatif, est venu dé- « montrer à la fois la supériorité des résultats « des Eaux de Salins, l'*irrémédiable* exiguité du « local et la nécessité de les conduire à Moûtiers « pour y développer leur service. »

[1] D'autre part, le vent du Nord qui souffle presque constamment dans la direction du Siboulet à Salins, produit une impression désagréable et souvent nuisible pour les personnes qui viennent de prendre leur bain et qui sont obligées de revenir à Moûtiers.

En effet, devant l'impossibilité d'agrandissement et de perfectionnement des thermes actuels, on a songé, depuis quelques années, à amener les Eaux plus loin, dans la plaine, près de Moûtiers, ou à Moûtiers même, dans l'ancien emplacement des Salines, et à y construire un nouvel Etablissement plus grandiose, qui réponde à la valeur thérapeutique des Eaux, et dont l'installation, aussi complète que possible, puisse rivaliser avec celle des stations thermales les plus réputées [1].

Cette question du *transport* des Eaux est très-importante et doit être examinée avec calme et surtout sans opinion préconçue ni intéressée. Avant de l'aborder, je suis bien aise de soumettre à mes lecteurs l'appréciation scientifique du Dr Gosse de Genève, sur ce sujet, appréciation tout-à-fait désintéressée, puisqu'elle se produisait en 1838, c'est-à-dire à une époque où rien encore n'était créé à Salins :

« Si l'emplacement de Salins, dit-il, ne par-
« raissait pas assez vaste pour ce genre de cons-
« truction (Etablissement de bains), rien ne
« serait plus aisé, vu la petite distance et la
« pente insensible du terrain, que de conduire
« les Eaux jusqu'auprès de la ville de Moûtiers.
« Là, (à moins que la température de l'eau ne

[1] Dès l'année 1852, le Conseil divisionnaire de Chambéry avait, sur la proposition de M. Avet actuellement maire d'Aigueblanche, émis un vœu favorable à la construction d'un grand établissement pour les Eaux de Salins. (*Compte rendu*, page 375).

« fut trop abaissée dans le trajet) on aurait « toutes les facilités imaginables pour créer « un Etablissement magnifique et qui jouirait « d'autant plus de faveur qu'il serait placé au « centre de jardins et de promenades, dans un « pays où les denrées abondent, et auprès d'une « ville offrant des logements commodes et peu « chers, de bons médecins, et des pharmacies « qui rivalisent avec celles des capitales. Les « malades faibles, délicats et scrofuleux pour- « raient à volonté ajouter à l'efficacité des Eaux, « en fixant leur domicile sur le penchant des « montagnes voisines, où ils trouveraient un « air sec et vif, un abri contre les vents, et le « charme de sites pittoresques[1]. » Il ajoute, relativement à la température des Eaux de Salins dans un autre endroit de sa notice que l'on dirait écrite de nos jours, que : « si l'on jugeait « qu'une température plus élevée fut nécessaire « dans quelques cas, on pourrait chauffer l'eau « artificiellement, *sans craindre d'altérer ses « principes constitutifs, vu leur fixité.* »

Toute la question est de savoir si les Eaux peuvent être transportées à une certaine distance sans perdre leur valeur thérapeutique ; c'est ce que nous allons examiner.

On sait que les propriétés d'une eau minérale dépendent principalement de sa composition

[1] Journal de pharmacie, tome 21me, p. 650.

chimique, et aussi de sa température. Or, les principes actifs des Eaux de Salins sont d'une fixité chimique telle, qu'il n'y a pas à craindre que le transport leur fasse perdre leurs vertus médicales; en effet, ces eaux sont surtout des eaux *chlorurées*, c'est-à-dire, qu'elles doivent principalement leurs propriétés aux chlorures, surtout au *chlorure de sodium*, et ensuite à d'autres éléments, tels que des *sulfates*, des *iodures*, des *bromures*, des *arséniates*, toutes susbstances qui jouissent d'une grande *stabilité* chimique, et dont l'altération par le transport n'est pas à redouter. En outre, l'eau de Salins contient du *fer* et de l'*acide carbonique*, et c'est précisément la perte de ces deux principes au contact de l'air, que l'on objecte contre le transport des Eaux. Cette objection n'est pas sérieuse, comme je l'ai déjà écrit ailleurs[1].

Il est parfaitement exact, *qu'au contact de l'air*, il s'opère un dégagement de gaz acide carbonique, et alors le fer, qui était tenu en dissolution par un excès d'acide carbonique, se précipite comme on peut encore le voir aujourd'hui dans les canaux ouverts qui conduisaient l'eau thermale aux Salines de Moûtiers; mais *ce qui n'est pas moins certain*, c'est que cette

[1] Voir mes Études médicales sur les Eaux thermales purgatives de Brides-les-Bains, suivies de considérations sur les Eaux minérales de Salins, etc. p. 76.

précipitation du fer et ce dégagement d'acide carbonique ne peuvent avoir lieu et n'ont pas lieu en effet, *en dehors du contact de l'air*. Il ne s'agit donc que de renfermer les eaux dans des conduits *hermétiquement* fermés, *inaccessibles* à l'air, et installés dans les meilleures conditions de captage; de cette manière, on peut être assuré qu'il n'y aura aucune altération ni déperdition de principes chimiques, et que l'eau minérale sera chimiquement la même à Moûtiers qu'à Salins. C'est d'ailleurs l'appréciation des hommes de l'art les plus compétents.

Quant à la *température* dont il faut aussi tenir compte, il est évident qu'elle diminuera en raison directe de la distance qu'on fera parcourir à l'eau thermale. Mais qu'on veuille bien y réfléchir, la distance de Salins à Moûtiers n'est pas longue, à peine d'un kilomètre; d'un autre côté, la conservation du calorique tient surtout à la nature des canaux et à la parfaite exécution de la conduite; je crois donc, pour ma part, qu'en renfermant l'eau thermale dans des tubes à double enveloppe dont l'intervalle serait rempli de matières non conductrices de la chaleur, comme de la sciure de bois, du verre, du charbon pilé, de la paille, etc., le tout contenu dans une troisième enveloppe ou canal *hermétiquement* fermé et inaccessible à l'air extérieur, on l'amènerait à Moûtiers ou près de Moûtiers avec une très-faible déperdition de température, déperdition insignifiante qui, selon toutes les prévisions, ne doit pas dépasser de 1 à 1 1/2 degré au maximum. Dans ces conditions, l'eau serait encore assez chaude pour le service des bains.

D'ailleurs, il ne faut pas ignorer que la température à laquelle on administre une eau minérale, en modifie profondément l'action thérapeutique, et que la même source peut devenir *stimulante* ou *sédative* selon la thermalité. Or, les Eaux de Salins sont *très-excitantes* déjà de par leur minéralisation; elles doivent donc être prises beaucoup moins chaudes que d'autres eaux moins minéralisées; aussi suis-je convaincu que les Eaux de Salins administrées un peu moins chaudes seraient bien mieux tolérées par un certain nombre de personnes, et seraient d'une application plus générale, car alors elles seraient moins stimulantes, comme nous le verrons dans un des chapitres suivants. D'autre part, de l'avis même du Dr Gosse que j'ai cité plus haut, si l'on jugeait qu'une température plus élevée fut nécessaire dans quelques cas, on pourrait chauffer l'eau sans crainte d'altérer ses principes constitutifs, *vu leur fixité.*

Le transport des Eaux de Salins n'altère donc en rien la composition chimique de la source; il ne peut produire qu'une très-faible déperdition de calorique, déperdition qu'une canalisation parfaite rendra insignifiante au point de vue thérapeutique.

L'Etablissement projeté doit être aussi complet que possible, c'est-à-dire, qu'il doit renfermer tous les appareils nécessaires à l'administration de l'eau thermale *sous toutes les formes*, tels que *bains entiers, demi-bains, bains de pieds, bains de vapeur, bains à la lame, à la vague, bains de siége, petites et grandes piscines, douches descendantes, latérales et ascendantes les plus variées, douches de gaz acide carbonique locales et générales, salles d'inhalation, de p ulvérisation, boues ou fanges minérales*, etc.

Si l'on veut que l'Etablissement soit à la hauteur de l'importance de ses eaux et puisse lutter avantageusement avec ce qui existe ailleurs, il faut absolument que l'on puisse prendre, selon l'indication, des bains d'eau thermale naturelle, des bains mitigés avec de l'eau douce, et des bains additionnés avec de l'*eau-mère*, comme cela se pratique en Allemagne. Quoique les Salines ne fonctionnent plus, rien n'est plus facile que de faire de l'eau-mère ; il ne s'agit en effet que de soumettre l'eau salée à la cuisson pendant un certain temps dans une chaudière quelconque, et l'on a de l'eau-mère ; la fabrication de l'*eau-mère* serait d'ailleurs une bonne spéculation au point de vue industriel ; et ce produit, le *muttër-laüge* de Allemands, pourrait être utilisé avec succès, en dehors de la saison des eaux, en hiver par exemple, en addition avec de l'eau douce, soit comme traitement auxiliaire ou complémentaire d'une cure commencée sur les lieux mêmes, soit comme traitement principal chez les personnes qui seraient dans l'impossibilité absolue de venir prendre les eaux sur place. Il en est de même des *sels* qu'on pourrait facilement extraire des Eaux de Salins, comme cela se pratique à Vichy et à Balaruc, et qui seraient d'une grande utilité soit pour charger les bains, soit pour faire absorber, sous forme de *dragées*, les principes actifs des Eaux de Salins, aux personnes qui ne peuvent les supporter à l'état naturel ou qui ne peuvent les prendre à la source.

D'un autre côté, le voisinage de l'Isère ainsi que les cours d'eau dérivés du Doron, tout en servant à l'économie de l'Etablissement et à l'agrément des promenades, devraient être utilisés pour la création d'un petit établissement hydrothérapique annexe à l'Etablissement thermal dont il compléterait le service balnéaire, et qui contribuerait à faire de la station minérale de Moûtiers-Salins une des plus importantes et des plus riches de l'Europe.

Toutefois, comme il faut faire la part de toutes choses, de la prévention, par exemple, relative aux propriétés médicales des eaux, et qui pourrait naître de leur déplacement, il serait bon, je crois, de conserver sur les lieux mêmes de la source, un établissement qu'on emploirait d'ailleurs pour certaines applications spéciales, telles que salles d'inhalation, douches de gaz carbonique, bains spéciaux, etc.

Salins, ou plutôt Moûtiers est un point central pour faire des excursions dans nos belles vallées de la Tarentaise, où le naturaliste et l'archéologue trouveront une moisson des plus riches et des plus variées.

Lorsque l'on suit la route départementale n° 6 qui part de Moûtiers, traverse Salins et qu'on est arrivé au point de jonction des deux torrents, au tournant du chemin, on a devant soi deux vallées ; en face, la vallée de St-Martin de Belleville, et à gauche, la vallée de Bozel. Dans la vallée de St-Martin de Belleville, qui contient de riches filons d'anthracite, on pourra visiter, au village de St-Marcel, le beau sanctuaire de N.-D. de la Vie, célèbre par les nombreux pélérinages qui s'y font au 15 août et au 8 septembre de chaque année ; le géologue fera l'ascension du Col des Encombres (altitude de 2357 mètres) sur la limite de la Tarentaise et de la Maurienne ; c'est dans la vallée des Encombres que se trouve le fameux gisement de la Grosse-Pierre, découvert par mon ancien professeur de minéralogie, le professeur Sismonda de Turin, qui y a recueilli plus de cinquante espèces fossiles appartenant à la faune liasique. Plus bas, sur le territoire de St-Jean de Belleville, se trouve, près de la chapelle de Notre-Dame-des-Grâces, un cimetière gallo-romain où des fouilles, entreprises par M. le marquis Costa de Beauregard et dirigées par M. Borrel architecte, ont fait découvrir, il y a peu d'années, des bracelets en bronze, des anneaux, des grains d'ambre, des ossements, et entr'autres une magnifique tête [1].

La riante vallée de Brides, qui est, pour ainsi dire, le vestibule de la vallée principale de Bozel, abonde en richesses botaniques; on trouvera dans le Bois-Champion, situé au dessus de la nouvelle route, de magnifiques espèces végétales parmi lesquelles nous citerons : *Trochiscanthes nodiflorus*, Koch; *Pyrola chlorantha,* Swartz; *Pyrola uniflora,* L; *Aster amellus*, L; *Corydalis fabacea,* Pers.

Je dois les indications botaniques qui précèdent et celles qui suivront à mon ami et ancien condisciple, M. l'abbé Brunet, professeur au collége de Moûtiers.

Après avoir visité l'Etablissement thermal de Brides-les-Bains, dont les eaux purgatives et fer-

[1] Cette tête avait été mise en morceaux par des coups de pioche et était considérablement détériorée; chargé par M. Borrel de la restaurer, je la portai ensuite à M. le marquis de Costa, à Chambéry. Elle fut soumise depuis à l'appréciation scientifique du Dr Prunerbey, de Paris, qui déclara que cette tête était un des plus beaux spécimens de tête *celtique* que l'on connaisse.

rugineuses jouissent d'une réputation bien méritée par leur efficacité remarquable dans une foule de maladies, mais surtout dans les affections chroniques des voies digestives et dans les obstructions abdominales (vénosité de Braüm), une charmante excursion à faire est celle des Allues. On y arrive en quittant la route départementale sur la droite, et en prenant un chemin qui est tracé au milieu d'une magnifique forêt de pins, de sapins et de hêtres. Le beau vallon des Allues, qui se prolonge jusqu,aux glaciers du Saut, peut être regardé comme l'Eden de la botanique; parmi les nombreuses et magnifiques espèces qui s'y trouvent, nous mentionnerons les espèces suivantes : *Swertia perennis*, L; *Eriophorum alpinum* L; *Salix glauca* L; *Carex bicolor* All; *Carex microglochin* Whlbg; *Knautia subcanescens* Jord; *Avena sempervirens* Vill; *Primula graveolens* Deget; *Lloydia serotina* Sal; *Herminium monorchys* R; *Streptopus amplexifolius* Dc; *Pleurospermum austriacum* Hoffm. etc.

La vallée de Bozel proprement dite,[1] le lac en miniature du Praz de St-Bon, les belles horreurs des Gorges de Champagny avec la route hardie et pittoresque taillée à pic dans le roc et suspendue au-dessus de l'abîme, le Mont-Jovet

[1] On voit encore à Bozel les restes de la Maison-Forte des archevêques de Tarentaise, et une belle tour carrée encore bien conservée.

(2552 m.) qui dresse sa tète altière au-dessus du massif des montagnes de Feissons-sur-Salins, Montagny et N.-D. du Pré, le frais et charmant village de Pralognan assis au milieu d'une verte prairie au pied des imposants glaciers de la la Vanoise, que parcourent les chamois au pied léger, voilà les principaux buts de promenades dans cette vallée.

Les personnes que leur état de santé empêche de faire de longues excursions pourront visiter à Moûtiers, les Salines, la crypte de la cathédrale, les Cordeliers, ancien couvent situé sur la colline, converti actuellement en jolie maison de campagne que le propriétaire Mgr. Charvaz, archevêque de Gênes, a donné à l'Evêché de Moûtiers, pour que les revenus en soient affectés l'entretien des prêtres âgés ou infirmes. En poussant la promenade plus loin sur la gauche, on se dirigera, au milieu de beaux côteaux de vignes, vers le promontoire de Planvillard où M. le Chanoine Million a découvert l'année dernière, un *demi-dolmen,* précieux et ancien vestige du culte druidique des Centrons avant l'occupation romaine; c'est dans la même localité qu'on a trouvé, il y a deux mois, au pied d'un noyer, des monnaies d'or et d'argent de l'époque romaine.

Beaucoup plus haut encore, dans la même direction, c'est-à-dire à Hautecour même, se trouve une délicieuse chapelle gothique assise sur un roc qui domine le village ; c'est aussi un don gracieux et pieux tout à la fois de Mgr. Charvaz à ses compatriotes.

Le bassin d'Aigueblanche que l'étranger traverse avant d'arriver à Moûtiers, est le jardin de la Tarentaise ; il produit des vins très-estimés ; on donnera un coup d'œil en passant, aux ruines des anciens manoirs de Feissons sous-Briançon, Briançon, Petit-Cœur, Le Bois, au pont hardi et d'une seule arche qui traverse l'Isère à Briançon, à la magnifique cascade des Champs ; le géologue n'oubliera pas de visiter les carrières de schiste ardoisier de Petit-Cœur, qui offrent de splendides empreintes d'espèces végétales, de fougères, de lycopode etc. ; l'ascension au Col de la Madeleine (2024 m.) qui sépare la Tarentaise de la Maurienne, et où l'on trouve une quantité de débris fossiles, tels que des ammonites, belemnites, est une des plus belles excursions qu'on puisse faire dans cette vallée.

Les riches vallées d'Aime et de Bourg-St-Mauce qui constituent la haute Tarentaise, sont excessivement intéressantes pour le touriste ; je ne citerai que les points principaux. A quelques kilomètres de Moûtiers, après avoir dépassé le petit lac de St-Marcel, on remarque à droite, les ruines du château de St-Jacques, l'apôtre des

Centrons, à gauche la Maison-Forte de la Per rouse, le détroit du Cieix avec ses carrières de marbre, les tunnels et les travaux d'art de la nouvelle route suspendue au-dessus de l'Isère, le village de Centron, qui de son ancienne renommée ne conserve plus que le nom, le couvent de Ste-Anne bâti sur une montagne de marbre violet (brêche de Villette), le Saut de la Pucelle, enfin on arrive à Aime, *Axima*, le *Forum Claudii* des Romains. Là on visitera les antiquités romaines avec leurs inscriptions, les ruines du château des Montmayeur et de St Sigismond, et surtout l'ancienne église de St-Martin qui date du neuvième siècle, d'après les savantes recherches de M. Borrel architecte de l'arrondissement[1].

Au-dessus d'Aime, à trois ou quatre heures de distance, dans la vallée du *Cormet* (1964 m.), qui sépare la vallée de Beaufort de celle d'Aime, le botaniste trouvera des plantes curieuses : *Pleu-*

[1] M. Borrel, par le moyen de fouilles bien dirigées a découvert dans l'intérieur de cette église, les fondations, sur une hauteur de un mètre et vingt centimètres, d'une autre église intérieure qui probablement remonte au cinquième siècle : cette construction intérieure était pavée avec de larges dalles provenant de la brêche de Villette. On y a aussi découvert des tombeaux avec les dispositions suivantes : le fond des tombeaux est en béton, les côtés et le couvercle sont en dalles schisteuses très-minces ; les cadavres étendus sur le dos, les bras croisés sur la poitrine ont été recouverts de terre glaise qu'on a coulée dans les tombeaux et qu'on a trouvé moulée sur la surface du corps avec la reproduction exacte du galbe. M. Borrel a découvert sur les murs de l'église de St-Martin de belles peintures du moyen-âge du 12me ou 13me siècle.

rospermum austriacum; Dracocephalum Ruyschiana, L; *Saxifraga planifolia*, Lpr; *Lychnis alpina* L; *Mœringia polygonoides*, M. etc., etc[1]. De l'autre côté de l'Isère, à une certaine élévation, se trouvent les mines de plomb argentifère de Mâcot et de Pesey; c'est une excursion très-intéressante à faire.

Si l'on suit la route impériale qui part d'Aime, on arrive bientôt, après avoir traversé des côteaux de vignes plantées sur un terrain anthracifère, à Bellentre; au-dessus de Bellentre, on remarque les derniers vestiges de la Maison-Forte du Crest qui anciennement appartint aux Montmayeurs; plus loin et plus haut est perché le village des Chapelles, patrie du vénérable et savant archevêque de Chambéry, le Cardinal Billet. On se trouvera bientôt ensuite dans la belle vallée de Bourg-St-Maurice, dévastée à plusieurs reprises par le torrent d'Arbonne qui descend des montagnes gypseuses qui sont sur la gauche de la route. C'est dans la direction de ce torrent, que se trouve le roc salé d'Arbonne, mine de sel gemme d'où sortent des eaux salées froides les plus richement minéralisées en chlorure de sodium que l'on connaisse, d'une densité

[1] Le Col du Cormet a eu l'honneur d'abriter, le 11 octobre 1600, Henri IV, en grande compagnie de princes et autres gens de service. Le 12, dit la même chronique, il partit conduisant 8000 personnes, ayant fait force des siennes. — (Promenade en Tarentaise par Despine. p. 22.)

de 22° 1/2 Baumé ; elles contiennent en effet 280 grammes de sel marin pur par litre ; elles sont inexploitées et appartiennent au Gouvernement.

En arrivant à Bourg-Saint-Maurice, on a devant soi le Petit-St-Bernard, à gauche la vallée de Bonneval, et à droite celle de Ste-Foy et de Tignes qui viennent déboucher dans la vallée principale.

La route impériale, au sortir du bourg, laisse à sa gauche les tours de Rochefort et la tour du Châtelard (*Castel ardens*), passe à Séez où l'on peut voir encore le château qui appartenait aux seigneurs de la Val d'Isère, et se dirige par de nombreux et d'interminables lacets vers les sommets du Petit-St-Bernard (2186 m), où l'on visitera le Couvent, la colonne Joux et le cirque dit d'Annibal.

La vallée de Sainte-Foy [1] et de Tignes présente au touriste une succession de paysages grandioses et variés, comme on en voit rarement dans les plus beaux sites alpestres. Le Mont-Pourri, les glaciers de la Gurraz, le défilé pittoresque de Tignes, son beau lac, le charmant tableau que présente la Val de Tignes, le Mont-Iséran, (2481 m.) le Col de Galise, la source de l'Isère, etc. voilà tout autant de points de vue

[1] Un filon d'amiante existe sur le territoire de Ste-Foy ; c'est une des plus belles qualités que l'on connaisse en Europe, et selon M. Despines (Promenade en Tarentaise, p. 47), on croit que c'est avec l'amiante de Tarentaise que les Romains tissaient des draps mortuaires.

qui charmeront en même temps qu'ils étonneront le voyageur. Au point de vue botanique, ces vallées ne le cèdent en rien aux plus riches stations botaniques de la Suisse; on y trouve la *Cortusa mathioli.*

Dans la vallée de Bonneval qui débouche dans la plaine du Bourg-St-Maurice près du pont de Séez, nous remarquons d'abord les Eaux thermales de Bonneval[1], douées d'une minéralisation saline, ferrugineuse et sulfureuse (Ch. Calloud). Ces Eaux qui ont de l'efficacité dans les affections rhumatismales et cutanées, n'ont eu jusqu'à présent qu'une utilisation limitée aux gens du pays, pour ainsi dire locale,

Un peu plus haut, dans la même direction se trouve le Chapieu, charmante station alpine d'où l'on peut se diriger au Nord par le Col du Bonhomme (2490 m.) vers St-Gervais et Chamonix, au Nord-Ouest vers Beaufort par la ravissante allée de Roselain, et à l'Est vers Courmayeur dans la vallée d'Aoste, par le Col de la Seigne (2472 m.) et la splendide vallée de l'Allée-

[1] ANALYSE DES EAUX MINÉRALES DE BONNEVAL PRÈS LE BOURG-ST-MAURICE :

Eaux salines, sulfatées, chlorurées, sulfhydratées.
Densité, 0,7 Baumé.
Thermalité 38 centigrades ;
Terrain. roches, lias, schistes métamorphiques.
Débit d'eau dans 24 heures : 1,000,000 litres.
Minéralisation saline à base de chaux, de soude, de magnésie et oxyde de fer 1,160 par litre. — *Ch. Calloud.*

Blanche. C'est à la hauteur de ces parages (aux Mottets) que sourdent les eaux minérales des Glaciers,[1] eaux salines gazeuses, ferrugineuses et légèrement laxatives (Ch. Calloud); ces eaux bicarbonatées éminemment digestives mériteraient certainement d'être popularisées et pourraient remplacer avantageusement les eaux de table de St-Galmier. Dans la vallée des glaciers, on trouvera comme dans un parterre réservé, de magnifiques et de nombreux échantillons d'*Artemisia nana*[2].

Mais revenons à nos Eaux salées.

[1] ANALYSE DES EAUX MINÉRALES DES GLACIERS (LES MOTTETS.)
Température : 14 centigrades.
Terrains : lias, schistes.
Minéralisation en sulfates de chaux, de soude, de magnésie, bi-carbonate de soude, de chaux et crénate de fer, 1,800 par litre. *Ch. Calloud.*

[2] Si l'on désire avoir une idée plus complète de la Flore du pays et surtout de celle de la vallée du Doron, on consultera avec fruit la note botanique qui se trouve à la fin de l'intéressant ouvrage du Dr Socquet sur les Eaux de Brides (1824).

GÉOLOGIE.

Tales sont aquæ, qualis terra per quam fluunt. Ces paroles de Pline sont toujours vraies, et l'on peut dire encore aujourd'hui que les Eaux minérales sont des sondes qui révèlent la composition chimique des terrains qu'elles traversent[1].

Les roches qui surplombent Salins sont du côté du levant, un immense bloc calcaire au pied duquel sourdent les sources salées, et du côté du couchant, des montagnes gypseuses qui s'éboulent de temps en temps dans le torrent du Doron ; c'est sur ce versant occidental qu'on a découvert il y a quelques années un filon de *titane oxydé jaune*, enchassé dans une roche veinée de quartz et entremêlée de beaux cristaux de feldspath.

[1] Notices sur les Eaux minérales de St Gervais par le Dr Payen, page 9.

D'après M. l'ingénieur Lachat, ancien ingénieur des mines du département, la source de Salins sort des mèmes roches que celle de Brides, de l'étage des calcaires massifs souvent transformés en gypse qui s'allongent de St-Michel à Moûtiers; ces deux sources paraissent donc venir de la même fracture suivant la vallée du Doron. C'est aussi l'opinion de M. François, ingénieur en chef des mines.

Quoique le sol de cette partie de la Tarentaise ait subi de profonds bouleversements qui en rendent l'étude difficile, on peut cependant établir ainsi qu'il suit la coupe des terrains que traverse le Doron entre Salins et Bozel : (voir mes *Etudes médicales sur les Eaux thermales purgatives de Brides-les-Bains* 1863).

Houiller	1° Grès houiller avec lits de charbon (près Salins.)
Trias	2° Quartzites ou grès bigarrés, 3° Schistes calcaréo-talqueux, 4° Gypses et cargneules, 5° Schistes argileux rouges,
Jurassique	6° Calcaires infrà-liasiques.

Dans la belle carte géologique de la Maurienne et de la Tarentaise qui a été présentée à la Société géologique de France[1] par MM. Lory,

[1] Extrait du Bulletin de la Société géologique de France 2me série, tome XXIII, p 480, séance du 9 avril 1866.

professeur à la Faculté des sciences de Grenoble et l'abbé Vallet professeur au Grand-Séminaire de Chambéry, ces savants auteurs ont divisé la structure géologique de cette région, en quatre zônes longitudinales, dans le sens de la direction des chaînes. La deuxième zône qui se rattache plus spécialement au sujet que je traite, est constituée presque exclusivement, selon ces géologues, par un énorme développement de roches *triasiques* qui s'étend depuis le Valais jusqu'à Moûtiers, L'Isère coupe cette zône d'abord très-obliquement, d'Aime à Moûtiers, et ensuite perpendiculairement, de Moûtiers à Aigueblanche.

« Les roches dominant, disent-ils, sont des « *schistes, lustrés calcaréo-talqueux,* entremêlés « de calcaires cipolins, micacés et quartzeux et « auxquels se rattachent inséparablement de « nombreux dépôts de *gypse,* intercalé à différents niveaux, vers la base et à la partie supé- « rieure des schistes. » Au Sud de Moûtiers, la constitution de cette zône change brusquement, et elle devient principalement *liasique.* Le type des *schistes calcaréo-talqueux* disparaît presque complètement, mais on remarque toujours des *quartzites* et des *gypses* accompagnés de cargneules et de schistes argileux rouges et noirs.

Le Dr Saint-Lager de Lyon, aimable et savant confrère qui connaît bien nos montagnes et nos Eaux, et dont les belles *Etudes sur les causes du crétinisme et du goître endémiques* [1] viennent d'être couronnées par une des premières sociétés savantes de Paris, a bien voulu, à ma prière, écrire un mémoire sur la géologie du bassin de Salins et sur la minéralisation des Eaux salées. Je regrette que le cadre restreint de ma notice ne me permette pas de le reproduire en entier; je ne donnerai donc qu'un extrait de cet écrit remarquable, en ne transcrivant que ce qui intéresse plus particulièrement notre pays.

« Le terrain keuprique auquel appartiennent les Eaux de Salins, se composent de deux couches principales :

1° De marnes bigarrées rouges, violettes, jaunes.

2° De dolomies, de cargneules qui sont des dolomies cariées, de marnes, de dépôts gypseux à la partie inférieure desquels existent les amas de sel d'Arbonne et de Salins. Cette formation est recouverte par les schistes du lias et recouvre les quartzites, lesquels sont l'équivalent du grès bigarré. Il est difficile de se représenter exactement l'étendue de la formation triasique de la Savoie avant les soulèvements qui ont déterminé le relief actuel des Alpes. Toujours est-il que maintenant les couches keupriques ne forment pas une nappe uniforme et discontinue comme à l'époque de leur dépôt, et qu'elles ap-

[1] Etudes sur les causes du crétinisme et du goître endémique, par le Dr Saint-Lager. Paris, J.-B. Baillère. 1807.

Deuxième série d'études sur les causes du crétinisme, etc., par le même. Lyon, 1868.

paraissent sous forme de lambeaux épars et morcelés par l'exhaussement des terrains houillers et granitiques.

« Aujourd'hui nous voyons que le bassin keuprique de Salins est séparé de celui de St-Jean-de-Maurienne par les montagnes du Grand-Perron des Encombres et de la Madeleine. Tous deux sont limités à l'*Ouest* par le soulèvement granitique qui de St-Jean se prolonge vers la Chambre, le mont Bellachat, et au delà de Feissons-sous-Briançon, au mont de la Fournetta, au mont Mirantin et vers les hauteurs de Beaufort; — à l'*Est* par les terrains houillers de Valloires, de St-Marcel et St-Martin de Belleville, La Perriére, Montagny, Longefoy, Côte d'Aime, Mont-Valezan, Les Chapelles.

« Le relèvement des couches houillères a séparé le terrain keuprique de Salins et de St-Jean-de-Maurienne de celui qui, des mines de Macôt s'étend à Bozel; puis entre le Doron de Pralognan et le vallon de la Rivière jusque près du Col de Chavières, et enfin, au delà, dans la vallée de l'Arc, de Modane à Termignon; de même que les bassins keupriques de Salins et de St-Jean-de-Maurienne sont séparés par les hauteurs du Grand-Perron, du Grand-Coin, et du Cheval-Noir, de même nous voyons la roche Chevrière et les rochers qui supportent les glaciers de la Vanoise, former une barrière entre Bozel et la région qui s'étend de Modane à Termignon. J'ajoute pour terminer que quelques lambeaux de marnes irisées gypseuses ont subsisté près de Val de Tignes, de Bourg-St-Maurice, Séez, Pesey et enfin sous les schistes du lias de de la Chambre.

« La source de Salins est un type d'eau chlorurée sodique ou muriatique, et comme un très grand nombre de sources semblables du Dauphiné, du Jura, de la Haute-Saône, de la Meurthe, de la Moselle, du duché de Bade, du Wurtemberg, de la Bavière, de l'Autriche, de la Saxe et autres pays qu'il serait trop long d'énumérer, elle sort du terrain *triasique*.

« On sait que le trias contient souvent des amas de sel soit dans le keuper, soit dans le muschelkalk et plus rarement dans le grès bigarré. Le sel de Salins appartient, comme celui du Dauphiné, du Jura et de la Meurthe, au terrain du keuper (marnes irisées).

Il n'est pas sans intérêt de comparer sous les rapports chimiques et géologiques la source de Salins avec ses analogues. Voici la nomenclature de quelques sources salées avec l'indication de leur teneur en *sel marin* et des terrains d'où elles proviennent. Le tableau qui suit démontre plusieurs faits intéressants :

1° Le trias est le terrain *salifère* par excellence ;

2° Le sel gemme est presque toujours associé au gypse ou à l'anhydrite (sulfate de chaux anhydre).

TABLEAU.

	SOURCES.	QUANTITÉ de chlorure de sodium pour 1 litre.	TERRAINS.
		grammes.	
	Salins (Savoie). . , ...	10,22	Keuper; marnes rouges, jaunes, violettes, gypse,
	Lons-Le-Saunier(Jura), puits salé.	10,29	Id. Id. [dolomies, cargneules.]
	Montmorot (Eaux-mères) Jura.	180,30	Id. Id Id.
	Uriage (Isère). . . . , ...	6,05	La source vient du Keuper, puis traverse les schistes
	La Motte (Isère). , . . , . , . .	3,80	Id. comme à Uriage. [du lias.]
	Luxeuil (Haute-Saône). . . . ,	0,75	Grés bigarré.
	Bourbonne (Haute-Marne). . .	5,78	Muschelkalk,
	Bourbon-l'Archambault (Allier).	4,24	Keuper.
	Salzbronn (Moselle).	5,50	Muschelkalk.
	Niederbronn (Bas-Rhin). . . .	3,08	Grés bigarré.
	Wildeg (Argovie). . , ...	7,74	Keuper.
	Bex, Eaux-mères, (cant. de Vaud)	33,92	Keuper.
	Caunstadt (Wurtemberg). . . .	2,45	Muschelkalk sous le Keuper.
	Kreusnach (Prusse-Rhénane)..	6,44	Porphyre traversant le grés rouge.
	Dolau (Saxe prussienne).. . . .	8,69	Zechstein gypseux.
	Tenburg (Worcester).	6,55	Keuper.
	Wiesbaden (Nassau).	6,83	Devonien inférieur.
	Hombourg (Hesse). . . , ...	4,79	Devonien inférieur.
	Salines de la Nouvelle Grenade.	»	Grés bigarrés avec marnes gypseuses.
	Salines de Kala (Indostan).. . .	»	Id. Id.
	Salines de la Wesphalie	»	Craie.
	Bourbon-Lancy (Saône et Loire).	»	Grés et schistes carbonifères.
Sources anomales	La-Bourboule.	2, 7	Volcanique.
	St-Nectaire (Puy-du-Dôme). . .	2, 7	Granite.
	Balaruc (Hérault).	6, 8	Voisines du bord de la mer, résultent probablement de l'infiltration des Eaux marines.
	Salces (Pyrénées orientales). . .	1,72	

« A part les sources *anomales*, toutes les eaux salines résultent de la dissolution des masses de sel gemme contenues dans les couches du trias, du zechstein, et plus rarement des terrains crétacés, tertiaires, plus rarement encore des couches houillères ou siluriennes. Il est remarquable qu'il n'existe presque pas de source salée venue du lias, des étages jurassiques, de la mollasse tertiaire, non plus que de la grande majorité des couches siluriennes, dévonniennes, houillères et même crétacées et tertiaires.

. . . .

« Les sources du *lias*, des marnes oolithiques et oxfordiennes, des schistes houillers, des schistes à fucoïdes, du flysch et de la mollasse, diffèrent par leur composition des sources véritablement salines du *trias*. Elles contiennent généralement des sulfates de chaux, de magnésie, de soude; et lorsque elles ont du chlorure de sodium, on peut conjecturer qu'elles ont subi le mélange avec les eaux triasiques. Je range dans cette catégorie les Eaux de Brides près de Salins (Savoie) et celles de l'Echaillon près de St-Jean de Maurienne. La source de Brides se produit au contact des schistes houillers et du keuper gypseux; celle de l'Echaillon entre le schiste houiller métamorphisé et aminci par un granit éruptif et le keuper gypseux. Cette position au contact de deux couches dénivelées (faillées) rend très-difficiles les travaux qu'on aurait l'intention d'entreprendre à la recherche de l'origine souterraine de pareilles sources. Les mineurs savent par expérience combien ils ont de peine à suivre un filon métallifère inclus entre deux terrains différents, dont l'un a été relevé au niveau de l'autre par un soulèvement ; à plus forte raison en est-il de même des sources.

. . . .

« Il n'est pas sans intérêt de donner quelques détails chimiques sur le mode de minéralisation des eaux sulfatées mixtes qui sont si communes dans les terrains schisteux du lias, des terrains houiller, oxfordien et tertiaire. Les schistes et marnes dont je viens de parler sont habituellement riches en sulfure de fer. Celui-ci se change, sous l'influence de l'air et des eaux aérées en sulfate ferreux, puis ferrique. Ce dernier se dédouble en sulfate basique et en sulfate acide, lequel agit sur les roches ambiantes à la manière de l'acide sulfurique, c'est-à-dire qu'il décompose les calcaires magnésiens et engendre des sulfates de chaux et de magnésie qu'on voit apparaître sous forme d'efflorescences, pendant les temps de sécheresse, et que les pluies entraînent dans les sources, les ruisseaux et les rivières. Quelquefois il arrive que les sulfates ainsi produits sont réduits par les matières organiques et bitumineuses à l'état de *sulfures*, lesquels à leur tour, peuvent être changés en *car-*

bonates, sous l'action de l'acide carbonique. Dans ce cas, l'eau contient de l'hydrogène sulfuré ; les Eaux d'Uriage, d'Allevard, d'Aix nous offrent un exemple de ce genre.

« Les sources minérales du *trias alpin*, dont les Eaux de Salins sont un type remarquable, contiennent, indépendamment du sel marin, des sulfates de soude, de chaux et de magnésie ; le sulfate de chaux est introduit dans les eaux par une simple lixiviation des masses gypseuses ; le sulfate de magnésie a une toute autre origine et résulte d'une réaction qu'il importe d'expliquer. Le sel et le gypse sont associés dans les marnes triasiques à des dolomies ou calcaires magnésiens. Or, voici une expérience de laboratoire qui rend parfaitement compte des phénomènes chimiques qui s'opèrent entre ces diverses roches.

« Si, dans de l'eau salée, on délaie du gypse pulvérisé et du carbonate de magnésie, et qu'on fasse, pendant quelques heures, passer dans le mélange un courant d'acide carbonique, on constatera dans cette solution la présence d'une quantité notable de sulfate de magnésie ; voici la théorie de l'opération : le carbonate de magnésie est assez soluble dans l'acide carbonique, mais, comme à mesure qu'il se dissout, il se trouve en présence d'un autre sel soluble, le sulfate de chaux, et que de l'échange réciproque des acides et des bases peut résulter un sel insoluble, à savoir le carbonate de chaux, la décomposition a lieu, de telle sorte qu'à la longue, le sulfate de chaux serait converti en carbonate, et le carbonate de magnésie en sulfate.

« Quant au sulfate de soude, il existe tout formé dans les amas de sel gemme de tous les terrains.

« Les phénomènes chimiques que présentent les sources salées sont intéressants à plusieurs égards. Je viens de dire que le sulfate de chaux qui est le compagnon le plus fidèle du sel gemme est un sel soluble : nous savons en effet qu'un litre d'eau ordinaire peut dissoudre 2 gr. 41 de sulfate de chaux anhydre, soit environ 3 gram. de plâtre. Mais ce qui est beaucoup moins connu, c'est la solubilité du sulfate calcique dans les eaux salées ; une eau saturée de sel marin peut dissoudre plus de 9 grammes de plâtre. Ne voyons-nous pas les fagots sur lesquels on fait couler l'eau salée dans les bâtiments de graduation s'incruster de gros cristaux de gypse. Ce fait chimique qu'il est impossible de passer sous silence, comme on le fait habituellement toutes les fois qu'on entreprend de disserter sur une source Saline, donne l'explication des *affaissements* de terrains qu'on a observés à Lons-le-Saulnier dans la partie de la ville superposée aux terrains gypseux, ainsi que dans les environs de Dieuze (Meurthe) et diverses autres localités ayant même constitution géologique.

« Lelivec nous apprend [1] qu'on fut obligé d'abandonner l'exploitation du roc salé d'*Arbonne* (Tarentaise), à cause de la rapide destruction par les eaux de tous les ouvrages qui avaient été construits. Le torrent d'Arbonne a des crues d'une rapidité et d'une violence exceptionnelles, et qui ne sont pas seulement en rapport, comme il arrive aux autres torrents, seulement avec le volume des Eaux; à plusieurs reprises ce torrent a dévasté le pays de Bourg-St-Maurice. De même, à St-Oyen, les habitants ont sans cesse la crainte de voir s'effondrer leur village assis sur une colline de lias schisteux superposé au keuper gypseux qu'on voit apparaître de l'autre côté de l'Isère, en allant de Petit-Cœur à Nâves. Je ne serais point surpris qu'un sondage fait à St-Oyen fît découvrir le prolongement de la *couche salifère* qui, de Salins doit rayonner sous la montagne des Avanchers, dans le bassin d'Aigueblanche, de Villargerel, de Grand-Cœur, St-Oyen, Bellecombe, Doucy, et d'autre part, envoyer un prolongement sous les territoires de St-Jean-de-Belleville, St-Laurent de la Côte, Brides, la Saulce, Feissons-sur-Salins, St-Marcel et jusqu'à Aime.

[1] Des mines du Dép. du Mont-Blanc, tome XX du journal des mines, 1806.

« Quoi qu'il en soit, retenons que les *eaux salées* exercent sur les marnes gypseuses une corrosion énergique. Que les ingénieurs des mines n'oublient point ce fait important, toutes les fois qu'ils auront à entreprendre des travaux dans de pareils terrains. Il est bien certain d'ailleurs que la présence d'un corps aussi soluble que le sel marin est déjà une cause de la formation de cavernes souterraines, et que celles-ci venant à être crevées subitement soit par la pression hydrostatique, soit par la corrosion des marnes gypseuses, on ne doit point s'étonner des désastres qui surviennent si fréquemment à Arbonne. »

PROPRIÉTÉS

PHYSIQUES ET CHIMIQUES DES EAUX DE SALINS

§ 1er Propriétés physiques.

L'eau de Salins examinée dans un verre est d'une limpidité parfaite, comme l'eau ordinaire ; exposée à l'air pendant quelque temps elle se couvre, à sa surface, d'une pellicule irrisée ; vue en masse, comme dans les conduits et les réservoirs, elle présente une teinte limpide orangée, due au dépôt ferrugineux considérable qui se forme au contact de l'air, sur les parois des canaux. Il s'opère, en effet, sous l'influence de l'air atmosphérique, un dégagement de gaz acide carbonique, et alors les carbonates de chaux, de fer qui étaient tenus en dissolution par un excès d'acide carbonique, se précipitent et se déposent au parois ainsi qu'au fond des canaux, sous forme d'une matière ocreuse rougeâtre, On voit à la surface de l'eau, dans les canaux découverts, des matières *organiques,* des *conferves* d'un beau vert. Il est à remarquer que tout le long de la conduite de l'eau minérale, depuis Salins jusqu'aux moulins, abonde une plante de la famille des Ombellifères, l'*apium graveolens* (ache, céleri sauvage) une des cinq racines apéritives majeures des anciens.

L'eau de Salins n'offre pas ordinairement une odeur bien marquée ; on a observé cependant que dans quelques circonstances, dans les changements de temps, par exemple, elle dégage une odeur *sui generis* qui a une certaine analogie avec celle qu'on respire sur les bords de la mer ; je me souviens d'ailleurs que lors de l'évaporation des Eaux dans les chaudières des Salines de Moûtiers, pour la fabrication du sel, l'eau exhalait souvent une odeur semblable.

La saveur de cette eau minérale est franchement salée, un peu amère ; néanmoins, malgré ce goût très-prononcé, elle n'est pas très-désagréable à boire.

Au toucher, l'eau de Salins laisse à la peau une sensation de rugosité, comme toutes les eaux fortement minéralisées. Si le contact se prolonge un peu, comme dans les bains par exemple, on voit bientôt la peau des extrémités pulpeuses des doigts et des orteils pâlir un peu et présenter des plis longitudinaux pareils à ceux qu'on observe aux mains, quand elles ont plongé dans une forte solution saline.

Dans le réservoir principal, on entend comme une espèce de bouillonnement continuel, dû à la quantité énorme de gaz dont on voit les bulles venir expirer à la surface de l'eau avec un bruissement particulier ; si l'on frotte avec une perche les parois du bassin, on augmente beaucoup ce pétillement, et la surface de l'eau se couvre alors d'une mousse écumante analogue à celle que produit le vin de Champagne. La plus grande partie de ces gaz est formée de gaz acide carbonique ; il est facile de s'en assurer par une expérience bien simple : on recueille, avec toutes les précautions voulues, ce gaz dans une cloche en verre, et lorsque la cloche ne contient plus d'eau, cela indique qu'elle est pleine de gaz ; on y plonge alors une bougie allumée qui s'éteint à l'instant, parce que le gaz carbonique est impropre à la combustion. La quantité de ce gaz contenu dans les Eaux est considérable, et j'estime que, à présent que les propriétés thérapeutiques du gaz carbonique sont mieux connues, on devrait ne pas le laisser perdre inutilement, et l'utiliser dans l'aménagement du futur Etablissement ; rien ne serait plus facile, il me semble, que de capter ce gaz dans un gazomètre pour le distribuer ensuite dans des appareils spéciaux.

Les Eaux thermales de Salins marquent 2° environ à l'aréomètre ; leur pesanteur spécifique, relativement à l'eau ordinaire prise pour unité de comparaison, est de 1, 11. Il faut faire attention, lorsque l'on plonge le *pèse-sel* dans l'eau de Salins, d'examiner *de suite* le degré, car autrement le gaz acide carbonique se fixant aux parois du tube sous forme de bulles nombreuses, rend l'instrument plus léger, le fait monter et indique ainsi un degré supérieur qui n'est pas exact.

La température actuelle des Eaux dans le grand bassin est de + 35° centigrades 1/2 et même de 36 centigrades faibles, si l'on a la patience de laisser le thermomètre quelque temps dans l'eau thermale[1]. D'ailleurs le 13 juin 1867, à dix heures et demie du matin, par un beau temps et une température extérieure de 22° centigrades, j'ai mesuré la chaleur de l'eau de Salins dans le canal qui sort du grand bassin et j'ai trouvé 36° centigrades. Le Dr Trésal dit dans sa brochure sur les Eaux de Salins que, à la suite du léger tremblement de terre qui eut lieu en 1856, l'eau arriva subitement toute troublée par une énorme masse de molécules ferrugigineuses et que sa température s'éleva, pendant une heure environ de 35 à 41°. Il est le cas de rappeler ici que, lors du tremblement de terre de Lisbonne en 1755, les sources de Salins ta-

[1] Je me suis servi, dans mes expériences, du thermomètre de bains, à mercure, et de l'aréomètre qu appartiennent à l'administration des Salines.

rirent pendant 48 heures, et que lorsqu'elles reparurent, leur volume fut augmenté et leur salure affaiblie. On sait qu'un phénomène semblable eut lieu à cette époque à Aix-les-Bains et que de nouvelles sources parurent à Bourbonne-les-Bains.

L'eau de Salins, essayée à la source, rougit légèrement le papier bleu de *tournesol*, ce qui est dû à la présence du gaz acide carbonique, car si l'on plonge le papier réactif dans l'eau de de Salins qui a perdu son gaz carbonique, sa coloration ne varie pas.

Depuis quelques années, on a cherché à expliquer la valeur des Eaux minérales par l'électricité qu'elles contiennent, et le Dr Scoutetten entr'autres, a publié un ouvrage [1] dans lequel il considère l'électricité comme la cause principale de l'action des Eaux minérales sur l'organisme ; quoique cette opinion me paraisse par trop exclusive, j'ai cherché aussi, avec le concours de M. l'abbé Brunet professeur de physique au collége de Moûtiers, à déterminer l'état *électrique* des sources de Salins. Les expériences ont été faites le 23 décembre 1868 et le 8 avril 1869. Les deux électrodes d'un galvanomètre sous cloche plongeaient l'un dans un vase poreux con-

[1] *De l'Electricité* considérée comme cause principale de l'action des Eaux minérales sur l'organisme par le Dr Scoutetten. — Paris, 1864.

tenant de l'eau naturelle et entouré de terre végétale, et l'autre dans l'eau minérale du grand bassin; nous avons remarqué à plusieurs reprises une déviation très-sensible de l'aiguille, avec le courant électrique partant de l'eau minérale. Ces expériences, comme on le voit, sont affirmatives; il n'y a, d'ailleurs, rien d'étonnant dans la présence de l'électricité dans les Eaux thermales, car l'on sait que tout dégagement de chaleur et toute action chimique s'accompagnent de manifestations électriques; toutefois, sans nier l'influence du fluide électrique sur l'organisme, je ne crois pas qu'il soit possible d'admettre, dans l'état actuel, que l'électricité soit la cause principale de l'action des Eaux minérales sur l'organisme.

Le volume des Eaux est considérable; il est d'environ trois millions et demi de litres par jour; un jaugeage exécuté en mai 1862 a donné 3075 mètres cubes d'eau par jour. (Notes de M. l'ingénieur Lachat.)

Je termine ce qui a trait aux propriétés physiques des Eaux en reproduisant ici le tableau suivant dû aux nombreuses expériences faites anciennement par Berthier, professeur à l'Ecole des mines de Moûtiers, sous le premier empire[1].

[1] Journal de pharmacie, année 1838, p. 644.

EAUX THERMALES DE SALINS.	Température au thermomètre Réaumur.	Degré de salure à l'aréomètre.	QUANTITÉ D'EAU par seconde. Volume en centim. cubes.	QUANTITÉ D'EAU par seconde. Poids en grammes.	QUANTITÉ D'EAU par 24 heures. Volume en mètres cubes.	QUANTITÉ D'EAU par 24 heures. Poids en kilogrammes.
1. Grande source . . , . .	28°10/12	1° 74	29587	29865	2556	2577720
2. Petite source.	30°	1° 83	8036	8112	781	787410
3. Source autrefois perdue.	30°	1° 83				
4. Idem.	25°	1° 50	852	859	74	74180
5. Idem.	25°	1° 40	158	159	13	13800
TOTAUX..............			38633	38995	3424	3453110

§ II Propriétés chimiques.

C'est en 1809 que la première analyse des Eaux de Salins a été publiée ; on la doit à M. Berthier qui était alors professeur à l'Ecole Impériale des mines de Moûtiers. Un litre d'eau de Salins a donné à cet habile chimiste le résultat suivant :

Acide carbonique libre.	0 68
Carbonate de fer.	0 15
id. de chaux.	0 75

Sulfate de chaux.	2	40
id. de magnésie.	0	52
id. de soude	0	98
Hydrochlorate de magnésie . . .	0	30
id. de soude (sel marin) . .	10	22
[1] id. de fer	0	01

Cette minéralisation, comme on le voit, est très-remarquable; elle se compose en effet de 10 grammes 22 cent. de sel marin par litre, et en totalité de 16 grammes et plus de sels divers anhydres.

Cette riche composition minérale de l'Eau de Salins se rapproche beaucoup de celle des *Eaux de mer* sur lesquelles nos eaux ont le précieux avantage de la thermalité.

Depuis la publication de l'excellente analyse que nous venons de citer, d'importants travaux chimiques dus, pour la plupart, à nos compatriotes sont venus démontrer dans les Eaux de Salins la présence de nouveaux principes minéralisateurs doués d'une action thérapeutique énergique.

En 1838, M. Reverdy, pharmacien distingué de notre ville, a reconnu la présence du *brôme* à l'état de *brômure,* dans les Eaux de Salins; en 1840, M. Calloud d'Annecy, celle de l'*iode* à l'état d'*iodure de sodium*. C'est surtout dans les eaux-mères que le brôme et l'iode se trouvent en

[1] Journal de pharmacie, année 1838, page 644.

quantité très-appréciable. Je ferai remarquer ici, avec M. Charles Calloud, savant chimiste de Chambéry[1] que, lors de la première analyse des Eaux de Salins faite en 1809 par Berthier, l'existence de ces deux corps simples n'était pas encore connue. Plus tard, quelque temps avant sa mort prématurée, M. Reverdy, dans un nouveau travail, avait reconnu dans les Eaux de Salins, des *sels de potasse*, (*brômure de potassium*), ce qui les rapproche de plus en plus de la minéralisation de l'Eau de mer.

Des recherches plus récentes (1858) ont fait découvrir à M. Charles Calloud de Chambéry, une notable quantité d'*arsenic* à l'état d'*arséniate* de *chaux* et de *fer*. « Le fait de cette minéralisa-
« tion arséniée, dit-il dans le mémoire cité, est
« hautement caractérisé dans les dépôts d'oxyde
« ferrique et de carbonate de chaux que les eaux
« forment spontanément à l'air. » M. Calloud a, de plus, remarqué dans les Eaux de Salins, la présence du *chlorure* de *potassium*.

C'est aussi en 1858 que le Dr Savoyen de Moûtiers a reconnu dans les Eaux de Brides et de Salins des sel de *cuivre* et de *manganèse*. Je reproduis textuellement la communication qu'il fit à l'Académie médico-chirurgicale de Turin,

[1] Mémoire de M. Charles Calloud, pharmacien à Chambéry, accompagnant la collection des Eaux minérales de la Savoie à l'Exposition nationale de Turin en 1858.

et qui est datée du 24 avril 1858; je ne transcris que ce qui a trait aux Eaux de Salins[1] :

« Les Eaux de Salins dans lesquelles, outre « les sels de chaux, de soude, de magnésie, de « fer, on trouve de l'iode, de brôme, de la po- « tasse, et qui ainsi ont la plus grande analogie « avec les Eaux de mer, ont aussi été soumises « par moi aux mêmes réactifs que les Eaux de « Brides, pour la recherche du manganèse et du « cuivre. Pour le manganèse : le précipité abon- « dant obtenu par le sulfhydrate d'ammoniaque « a de suite été formé couleur de chair, puis il a « rapidement bruni. Pour le cuivre : le préci- « pité marron obtenu par le ferrocyanure de « potassium a été très-abondant. J'ai agi sur « ces deux précipités des Eaux de Salins comme « pour ceux des Eaux de Brides, mêmes résul- « tats[2]. L'ammoniaque a aussi donné dans les « deux espèces d'Eau un précipité bleu.

« D'où je conclus : 1° que les Eaux de Brides et « de Salins contiennent des sels de *cuivre* et de « *manganèse* : 2° que ces deux sels existent en « plus grande quantité dans les Eaux de Salins « que dans les Eaux de Brides. »

[1] Giornale della R. Academia medico-chirurgica di Torino. Volume 32e, pages 457 et 453.

[2] Pour les eaux de Brides, le premier précipité (manganèse) a été insoluble dans les alcalis et soluble dans l'acide nitrique dilué; — le second précipité (cuivre) a été insoluble dans l'acide chlorhydrique, soluble dans l'ammoniaque, mais décomposé par la potasse.

Quelque temps après l'annexion de la Savoie à la France, ou moment où l'*analyse spectrale* était dans tout l'éclat de sa nouveauté originale, il y a environ 7 ans, M. Langrognet, professeur de chimie à Chambéry, en fit l'application à l'étude des Eaux de Salins ; ses savantes recherches furent couronnées de succès, par la découverte, dans les Eaux de Salins, d'un nouvel élément minéralisateur important et assez rare jusqu'à présent dans les Eaux minérales. M. Langrognet n'ayant pas encore publié le résultat de ses études à ce sujet, a bien voulu m'autoriser à le mentionner ici, ce dont je suis heureux de le remercier publiquement en mon nom et au nom de la science hydrologique. L'habile professeur de chimie de Chambéry a donc découvert dans les Eaux de Salins, du *chlorure* de *lithium* en proportion *très-notable*. Quant à l'existence dans nos Eaux, du *Cœsium* et du *Rubidium* que MM. Kirchoff et Bunsen ont reconnu dans les eaux minérales de Dürckheim, les expériences faites par M. Langrognet n'ont donné que des résultat complétement négatifs ; ces résultats sont d'ailleurs conformes à ceux que M. Grandeau a obtenus avec les Eaux de Salins, dans le Jura.

Enfin le 29 décembre 1863, un rapport a été présenté à l'Académie impériale de médecine de Paris par M. Gobley sur les Eaux de Salins ; je vais en citer les passages les plus intéressants :

« L'Eau de Salins est limpide ; sa saveur très-

« salée indique déjà une notable proportion de « chlorure de sodium. Elle précipite abondam- « ment par l'azotate d'argent, ainsi que par « l'oxalate d'ammoniaque et le chlorure de « baryum. Cette eau laisse par l'évaporation un « résidu blanc renfermant du sulfate de chaux « aiguillé et des carbonates calcaires. Le résidu « se dissout avec une vive effervescence par « l'addition de l'acide chlorhydrique qui prend « alors une teinte jaunâtre due à l'oxyde de fer.

« Les dépôts ocreux formés dans les bassins « d'immergence des Eaux sont abondants; ils « renferment des proportions considérables d'*ar-* « *senic* ; car il suffit de 1 à 2 grammes de ce « dépôt convenablement traité, pour obtenir, « par l'appareil, des taches recouvrant plusieurs « assiettes. Un litre d'Eau de Salins laisse pour « résidu 15 grammes 150. Analysée au labora- « toire de l'Académie par M. Bouis, cette eau a « fourni pour un litre les résultats suivants :

Résidu insoluble	0 036
Chaux	1 136
Magnésie.	0 252
Soude.	6 276
Chlore.	6 868
Acide carbonique	0 442
Acide sulfurique	1 680
Iode, oxyde de fer, arsenic, matières organiques	*traces*
	16 690

Ces nombres peuvent être représentés ainsi :

Résidu insoluble	0 036
Carbonate de chaux	1 005
Sulfate de chaux	1 392
id. de magnésie	0 752
id. de soude	0 641
Chlorure de sodium	11 317
Iode, fer, arsenic, matières organiques	*traces*
	15 143

« Quant aux eaux-mères des Salines de Moû-
« tiers, elles marquent 30 degrés à l'aréomètre ;
« elles sont fortement colorées en jaune ; elles
« renferment de l'*iode* en proportion assez forte
« pour que la présence de ce corps soit cons-
« tatée directement dans ces Eaux. On y recon-
« naît tous les éléments qui se trouvent dans
« les Eaux de Salins[1]. »

Cette dernière analyse un peu succincte ne nous apprend rien de nouveau sur la constitution intime de nos Eaux ; elle confirme seulement la présence d'une notable quantité d'*arsenic* qui a été découvert bien antérieurement, à l'état d'arséniate de chaux et de fer, par M. Charles Calloud de Chambéry, ainsi que celle de l'*iode* reconnue depuis longtemps par Calloud père d'Annecy.

[1] Extrait du Bulletin de l'académie impériale de médecine du 15 janvier 1864.

Les Eaux-mères des Salines de Moûtiers sont riches en chlorure de magnésium, brômure, iodure de sodium et en matières organiques.

Voici encore, d'après des notes de notre savant compatriote, M. Lachat, ancien ingénieur des mines du département, deux analyses d'Eau de Salins, le litre pésant 1 kil. 060[1].

	Grammes.	
Acide carbonique libre.	0 757 —	0 79
Carbonate ferreux . . .	0 121 —	0 13
id. calcique . . .	0 767 —	0 81
Sulfate calcique	2 535 —	2 66
id. magnésique . .	0 555 —	0 58
id. sodique . . .	1 010 —	1 06
Chlorure sodique . . .	10 738 —	11 21
id. magnésique . .	0 303 —	0 32
id. ferreux . . .	0 101 —	0 11
Brôme, iodure potassique arséniates . . .	*traces*	
	16 887 —	17 67

Ces deux dernières analyses qui me paraissent bien faites se rapprochent beaucoup de la première exécutée par Berthier en 1809, au laboratoire de l'Ecole des mines de Moûtiers, et donnent une idée suffisante de la richesse de minéralisation des Eaux de Salins.

[1] Ces notes, ainsi que plusieurs autres pièces intéressantes, m'ont été gracieusement communiquées par M. Gonthier, Maire de Moûtiers.

En somme, c'est le *chlorure de sodium ou sel marin* qui domine dans ces eaux, sa quantité étant de 10 à 11 grammes par litre; viennent ensuite les *sulfates de chaux, de soude, de magnésie, le chlorure de magnésium, les carbonates de chaux et de fer, le chlorure de lithium, le brômure et le chlorure de potassium, l'iodure de sodium, le cuivre, le manganèse et le gaz acide carbonique* dont la quantité est considérable.

On peut donc se convaincre par les diverses analyses que je viens de citer, que les Eaux de Salins sont de toutes les eaux salées thermales les plus fortement minéralisées et celles qui se rapprochent le plus du degré de salure des Eaux de mer: *Etiam in montibus aquæ marinæ.* Nos eaux jouissent de plus d'une thermalité de 35 degrés centigrades 1/2, avantage immense sur l'Eau de mer.

Les Eaux de Salins laissent bien loin derrière elles, sous le rapport de l'abondance et de la variété de la minéralisation les Eaux si vantées de Balaruc, de Borbonne-les-Bains, de la Bourboule, etc.; et leur haute température les rend supérieures aux Eaux minérales salées d'Allemagne qui ont besoin d'être chauffées pour leur emploi en bains.

Le regretté Dr Mêlier, inspecteur général des Eaux minérales, s'exprimait ainsi dans son rapport au comité d'hygiène : « Analogues aux Eaux

« de Bourbonne, de Bourbon-l'Archambault, de « Balaruc, les Eaux de Salins, près Moûtiers, « contiennent deux fois et quatre fois les prin- « cipes salins des premières... C'est une mer « chaude dans les Alpes. Nulle part la thérapeu- « tique ne rencontre de ressources pareilles[1]. » Personne ne contestera la haute valeur de cette appréciation scientifique émanant d'un homme aussi compétent et aussi consciencieux que l'é- tait M. Mêlier, qui portait le plus vif intérêt aux Eaux de Salins, ce dont j'ai pu me convaincre souvent dans les excellents rapports que j'ai eu l'honneur d'avoir avec lui, relativement à nos Eaux thermales.

Sans vouloir prétendre que la classification d'une eau minérale soit nécessaire pour en dé- terminer l'importance thérapeutique, je crois qu'il faut ranger les Eaux de Salins (Savoie) dans la classe des *Eaux thermales salines chlorurées*, à cause de la prédominance des *chlorures* et sur- tout du *chlorure de sodium* sur les autres élé- ments minéralisateurs. Ce n'est pas que j'attri- bue aux chlorures l'action totale des Eaux de Salins, car je suis persuadé que les autres sels qui les minéralisent, quoique en moins grande quantité, ont aussi une grande part dans l'action

[1] Rapport fait au Corps Législatif par M. Bérard député, au nom de la Commission chargée d'examiner le projet de loi portant concession à la ville de Moûtiers, de la Saline et de la Source qui l'alimente, pour être convertie en Etablissement thermal.

remarquable des Eaux, comme nous le verrons ci-après; mais, en définitive, les chlorures dominent, et l'on sait que leur action thérapeutique est bien plus nette et plus positive que celle des *sulfates*, par exemple. Il me semble donc qu'il vaut mieux appeler les Eaux de Salins des *Eaux salines chlorurées*, que de les représenter comme des Eaux salines *mixtes, sodiques, calciques*, comme l'ont fait MM. Pétrequin et Socquet dans leur Traité des Eaux minérales. En effet la dénomination d'*Eaux salines chlorurées*, qui est déjà légitimée par la quantité prédominante des *chlorures*, indique encore aux médecins la présence d'autres substances, car on sait que, généralement les chlorures sont presque toujours accompagnés de *brômures* et *d'iodures*, comme cela existe dans nos Eaux; en outre, le *sel marin* étant, pour les gens du monde, comme le type des sels, il me paraît qu'en disant que les Eaux de Salins sont des Eaux *thermales salines chlorurées*, on indique ainsi, d'une manière sommaire, la composition intime de nos Eaux et on laisse déjà deviner leur valeur thérapeutique.

ACTION PHYSIOLOGIQUE

DES EAUX DE SALINS

Avant d'aborder l'étude de l'action physiologique de l'Eau de Salins, il est utile de jeter un coup d'œil rapide sur les propriétés médicales des principaux éléments minéralisateurs qui la composent; il nous sera plus facile ensuite de nous rendre compte de l'action générale des Eaux.

§ I.

Commençons d'abord par le *Chlorure de sodium* qui est l'élément minéralisateur principal de la source de Salins.

Chlorure de sodium, chlorydrate de soude, sel marin.

Le chlorure de sodium ou sel marin fait partie intégrante de notre organisation; il entre dans la composition du sang et de la plupart des humeurs de notre corps. C'est un des sels les plus répandus dans la nature et dont l'usage paraît remonter aux temps les plus anciens de l'histoire du genre humain, car il en est question dans les œuvres d'Homère et les livres de Moïse[1]. Administré à petite dose, le sel provoque la salivation, active les fonctions de l'estomac, de l'intestin et des reins ; il est éminemment digestif, aussi est-il le condiment le plus usité et le plus indispensable. Il favorise singulièrement l'hématose et la nutrition. « C'est le meilleur « stimulant, dit le professeur Gubler[2], des fonc- « tions digestives, et l'un des excitants géné- « raux les plus utiles dans les affections de lan- « gueur, l'anémie, la chlorose des scrofuleux et « et des tuberculeux. On l'emploie comme to- « nique général dans les cachexies et les mala- « dies asthéniques. » Pris à une dose plus forte, le sel marin occasionne une soif vive avec sensation de sécheresse à la gorge ; il devient vomitif et purgatif. Si l'usage du sel devient immodéré, il se produit, au bout d'un certain temps une dyscrasie du sang avec amaigrissement et un état scorbutique. Appliqué à l'extérieur en lotions, le sel marin est un bon résolutif que l'on emploie dans les ulcères de mauvaise nature, les meurtrissures et les contusions.

[1] Bibliothèque du médecin praticien par Fabre, tome XIV, p. 635.

[2] Commentaires thérapeutiques du Codex par le Dr A. Gubler, professeur à la Faculté de Paris : pages 521, 522.

On a remarqué, en général, que les personnes employées à la fabrication du sel, jouissent d'une constitution robuste et d'une belle santé : c'est en effet ce que l'on observe à Salins dont la population est une des plus belles de l'arrondissement. Au contraire, Barbier raconte que des vassaux russes auxquels leur Boyard avait interdit le sel, devinrent languissants, pâles, œdémateux, sujets à des générations de vers, et enfin rendus anémiques par la diminution des globules et de l'albumine du sang[1].

Le sel n'est pas moins salutaire aux animaux ; les ruminants le mangent avec avidité, et tous les agronomes savent que l'addition de sel marin au fourrage exerce une action favorable sur l'aspect et la bonne qualité du bétail ; c'est là en effet une pratique vulgaire dans nos montagnes de la Tarentaise dont la race bovine est si renommée.

Avec MM. Petrequin et Socquet, auteurs d'un excellent traité général des Eaux minérales[2] auquel je ferai de nombreux emprunts, je résume les propriétés du chlorure de sodium, dans les quatre propositions suivantes :

« 1° A une certaine dose, au delà de 5 à 6
« grammes à la fois, il exerce une action vomi-
« tive, mais surtout laxative.

[1] Recueil d'observations physiologiques et cliniques aux Eaux de Vals, par le Dr Clermont, page 86.

[2] Traité général pratique des Eaux minérales, par MM. Petrequin et Socquet, page 283.

« 2° A doses moins élevées, il favorise les « digestions, aiguise l'appétit, et augmente la « nutrition sans augmenter la masse du corps.

« 3° Absorbé, il devient éminemment diuré- « tique et se trouve éliminé presque en totalité « par les reins.

« 4° Enfin, par son action dissolvante sur la « fibrine et l'albumine, il rend le sang moins « coagulable, active toutes les sécrétions, et tend « à détruire les dépôts albumineux qui s'opèrent « au sein de nos organes. »

On voit, par ce qui précède, que le *sel marin*, à lui seul, possède une action puissante sur l'organisme, action très-remarquable qui suffirait déjà à expliquer les principales propriétés des Eaux de Salins.

Quant aux autres *chlorures* contenus dans les eaux tels que les *chlorures de magnésium, de potassium*, leur action présente beaucoup d'analogie, avec celle du sel marin ; nous n'en dirons rien de plus.

Le *chlorure de lithium*, découvert en grande quantité dans les Eaux de Salins par M. Langrognet, est un nouveau sel qu'on regarde comme dissolvant et qu'on a beaucoup vanté dans ces derniers temps, contre la gravelle et la goutte.

Examinons maintenant l'action des autres éléments minéralisateurs de nos Eaux, éléments qui ont aussi une grande importance, quoiqu'ils existent en petite quantité et que même quelques-uns n'aient pas encore été dosés.

Sulfates de chaux, de soude et de magnésie.

L'action de sulfate de chaux est encore peu connue. Un médecin anglais, le Dr Clarck prétend avoir guéri plusieurs cas de fièvre intermittente avec le sulfate de chaux joint à l'aloès[1]; d'ailleurs, dit-il, c'est un moyen que depuis longtemps les Hindous emploient avec succès contre ces maladies. D'après quelques auteurs, les Eaux *sulfatées calciques* agiraient principalement sur sur les voies urinaires et sur l'appareil respiratoire. Dans son *essai analytique* sur les Eaux de Brides voisines de celles de Salins, Socquet s'exprime ainsi[2] : « Je ne désespère pas, dit-il, « que les médecins physiologistes qui étudient « avec tant de zèle l'action de tous les modifica- « teurs de la puissance vitale, ne ramènent, « après un cercle vicieux de plusieurs siècles, « les praticiens de bonne foi et éclairés à recon- « naître que le *sulfate de chaux* et surtout le « sulfate double de chaux et de soude, est un « des excitants les plus efficaces, un des modi-

[1] Times and Gazette du 11 juin 1869.

[2] Essai analytique, médical et topographique sur les Eaux minérales de Brides-la-Perrière, par le Dr J.-M. Socquet, 1824.

« ficateurs les plus assurés des organes uri-
« naires. »

Si le sulfate de chaux se transforme en *sulfure de calcium* au contact des surfaces organiques, comme l'a établi le Dr Fontan pour les Eaux de Louesche, on comprendra aisément l'efficacité des eaux sulfatées calciques dans les affections de la peau.

Quant aux sulfates de *soude* et de *magnésie*, tout le monde connaît leur propriété laxative. Pris à petites doses, ces sels sont diurétiques; à doses plus considérables, ils deviennent purgatifs sans action irritante sur le canal intestinal. Selon un illustre agronome, M. Boussingault, le sulfate de soude ou sel de Glauber administré aux animaux, serait un succédané du sel marin, et favoriserait également la nutrition ; d'après Malaguti, on suivrait déjà cette pratique dans plusieurs pays et surtout dans l'Amérique méridionale. Le sulfate de soude à l'instar du chlorure de sodium, possède, d'après les observations de Hildembrand et de Récamier, une action spéciale congestive sur les veines hémorrhoïdales et sur le rectum.

Relativement au sulfate de *magnésie*, le Dr Gubler dit dans ses *Commentaires thérapeutiques du Codex*, que ce sel parvenu dans le sang agit sur les globules rouges à la manière des sels neutres et spécialement du chlorure de sodium ;

il augmente aussi la densité du sérum et diminue la coagubilité de la fibrine[1].

Iode et brome.

Une chose remarquable, assurent MM. Petrequin et Socquet[2], c'est que là, un analyste découvre de l'*hydrochlorate de soude* (sel marin), il rencontre presque constamment un *hydriodate* ou un *hydrobromate alcalin*; ainsi les eaux chlorurées sodiques renferment presque toutes une certaine dose d'*iode* ou de *brôme*; c'est en effet ce qu'on observe à Salins (Savoie), à Hombourg, à Nauheim, à Kreusnach.

Nous disons de nouveau avec plaisir que c'est à deux de nos compatriotes, habiles chimistes enlevés trop tôt à la science, MM. Reverdy et Calloud père d'Annecy, que nous devons la découverte du *brôme* et de l'*iode* dans nos Eaux; la présence de l'iode a été confirmée par l'analyse de l'Académie impériale de médecine de Paris. Les deux corps élémentaires qui s'accompagnent presque toujours, sont à l'état d'*iodures* et de *bromures de sodium, de potassium* et de *magnésium* dans les Eaux de Salins.

Quoique ces sels n'aient pas encore été dosés, comme beaucoup d'autres, probablement parce

[1] Commentaires thérapeutiques du Codex par le Dr Gubler, page 436.
[2] Traité général des Eaux minérales, page 537.

que les analyses ont été faites loin de la source thermale[1], leur existence n'en a pas moins été constatée par l'analyse qualitative, et je crois qu'on doit leur attribuer une part importante dans l'action thérapeutique des Eaux dont nous nous occupons.

En effet, nous savons que l'*iode* introduit dans la thérapeutique par Coindet de Genève, a une puissante action résolutive et fondante ; il accélère le mouvement de désassimilation de l'organisme, fond les matériaux adipeux déposés dans le tissu cellulaire ou dans les parenchymes, et fait disparaître les exsudations plastiques nouvellement formées ou épanchées dans nos organes. Les préparations iodées constituent le remède pour ainsi dire spécial des nombreuses maladies qui sont dominées par le *lymphatisme ;* c'est la médication par excellence des affections scrofuleuses et tuberculeuses.

Quant au *brôme,* on le considère généralement comme un succedané de l'iode ; et de plus, quelques auteurs prétendent que l'adjonction du *brôme* à *l'iode,* comme celle du manganèse au fer en double la valeur et l'efficacité. L'action des divers iodures et bromures en général est à peu près la même, à l'exception toutefois du *brômure de potassium* qui, outre son action, fondante,

[1] C'est le cas de dire avec Chaptal, qu'en opérant loin des sources, la chimie n'opère que sur le *cadavre* des Eaux.

possède une action *sédative* remarquable, utilisée avec succès, dans ces derniers temps, par les Drs Voisin, Gubler et Legrand du Saulle, dans plusieurs maladies nerveuses et surtout dans l'épilepsie.

Fer, manganèse, cuivre.

Le fer, un des métaux les plus répandus et les plus utiles à l'industrie, est aussi un des éléments essentiels du sang ; on le trouve également dans plusieurs produits secrétoires de l'organisme, tels que la bile, la sueur, les poils, le suc gastrique, etc. Il en est de même du *manganèse* dont la présence a été constatée dans le sang par plusieurs chimistes et entr'autres par M. Burin du Buisson de Lyon, en 1850 et 1851. Ces deux éléments possèdent la même action médicamenteuse. « Je suis convaincu, dit le Dr Petrequin de « Lyon, que partout où le fer se montre en « quantité notable, le manganèse y existe aussi. « Son rôle principal, ajoute-t-il, c'est de faire « partie des globules sanguins, comme le fer[1]. »

Le fer est certainement un des médicaments les plus efficaces de la matière médicale ; c'est un héroïque modificateur de l'économie animale, surtout dans les temps d'*anémie* où nous vivons.

[1] Nouvelles recherches sur l'emploi du manganèse comme adjuvant du fer, par le Dr Petrequin, page 8.

Un savant chimiste de nos jours[1] a dit d'une manière peut-être trop exclusive, que le fer est un *aliment* de premier ordre, puisqu'il concourt à la production de l'élément organique par excellence, du globule sanguin. En effet les préparations ferrugineuses augmentent la plasticité et la richesse du sang en fournissant les matériaux indispensables à la constitution des globules sanguins ; le fer est un corroborant et un tonique analeptique, il favorise l'acte de la nutrition, et communique au système nerveux, par la régénération du sang, l'excitation nécessaire à l'accomplissement normal de toutes les fonctions. En un mot, le fer est le type des médicaments réputés hématiniques, à cause de leur pouvoir sanguificateur[2]. On connaît son emploi journalier dans la chlorose, l'anémie, les affections utérines et les maladies nerveuses

L'action du *cuivre* a été peu étudiée jusqu'ici ; selon Mialhe elle est *liquidéfiante* et *désobstruante*. C'est un remède *altérant* qui a été employé dans quelques névroses graves telles que l'épilepsie, la chorée etc.

Arséniate de chaux et de fer.

L'arsenic, dont le nom seul était autrefois un épouvantail, occupe maintenant une large place

[1] Chimie appliquée à la physiologie et à la thérapeutique, par le Dr Mialhe, page 284.
[2] Commentaires thérapeutiques du Codex, par le Dr Gubler, page 155.

dans la matière médicale. Ce puissant remède qui demande à être manié avec une extrême prudence, est un sédatif du système nerveux ; il provoque de l'appétit, donne de l'embonpoint, de la force et une respiration large et facile. D'après MM. Schmitz et Brett-Schneider, dit le Dr Clermont dans son intéressant ouvrage sur les Eaux de Vals, l'arsenic diminue la combustion de la graisse, ralentit les mouvements de décomposition et rend moindre l'exhalation de l'acide carbonique par le poumon, et celle de l'urée par les reins ; ce qui revient à dire qu'il empêche la déperdition des forces et tend à faire engraisser, en un mot, qu'il est *reconstituant*. Outre ses propriétés anti-périodiques mises en évidence surtout par Boudin dans le traitement des fièvres intermittentes, l'arsenic est encore un remède *altérant* ou *anti-diathésique*, c'est-à-dire qu'il agit sur la composition intime de nos humeurs et de nos tissus en les purifiant; il produit en effet les meilleurs effets dans les affections chroniques de la peau, surtout dans celles de forme *squameuse* ; il est également très-efficace dans les névralgies viscérales, la congestion cérébrale, et les névroses accomgagnées d'hypérémies. Le Dr Bouchut assure que les préparations arsénicales constituent un des meilleurs moyens à opposer à la scrofule[1] et il se loue

[1] Traité pratique des maladies des nouveaux-nés, etc., par le Dr Bouchut, page 084.

beaucoup de leur usage dans les *scrofulides* secondaires muqueuses cutanées ou glandulaires, avec ou sans altération de la peau.

L'arsenic est donc un remède puissant, à longue portée, dont il faut tenir compte dans l'appréciation de l'action médicale d'une Eau minérale qui en contient; or, on n'oubliera pas que M. Charles Calloud de Chambéry a découvert dans les Eaux de Salins de *l'arséniate de chaux et de fer* en certaine quantité, et que dans le rapport de l'analyse des Eaux de Salins faite à l'Académie impériale de médecine de Paris le 29 décembre 1863, il est dit que : « les dépôts « ocreux formés dans les bassins d'immergence « des Eaux sont abondants, et qu'ils renferment « des proportions considérables d'arsenic. »

Gaz acide carbonique.

L'acide carbonique dont l'action médicale a surtout été étudiée pendant ces dernières années, et dont l'emploi en inhalations et en douches a lieu depuis longtemps dans certains établissements thermaux d'Allemagne, possède des propriétés remarquables que nous allons passer en revue et qui feront regretter qu'on n'ait pas encore songé, dans notre pays, à les utiliser dans nos stations thermales. Mettant à profit les belles études de M. Herpin de Metz[1] et de M. Demarquay[2] sur le gaz carbonique, je dirai avec ces éminents médecins que l'acide carbonique sous forme d'eau gazeuse, stimule l'appétit et favorise la digestion. Ce gaz est un excitant énergique du système périphérique, en rappelant à la peau la chaleur et la vie. Appliqué sur les plaies et sur les ulcères, il apaise les douleurs par ses propriétés analgésiques et sédatives, et il en favorise notablement la cicatrisation ; il agit également avec succès, comme anti-septique et désinfectant dans les ulcérations de mauvaise nature.

On attribue à ce gaz une action dissolvante sur les *phosphates* et les *urates* qui forment la base des calculs vésicaux et de la gravelle. Administré en inhalation et mélangé avec de l'air ou de la vapeur d'eau, l'acide carbonique agit sur les poumons en diminuant la quantité d'oxygène, et la vivacité de la combustion ; il peut ainsi calmer l'éréthisme pulmonaire, et ralentir la marche de la désorganisation ; aussi on l'a employé avec succès dans l'*asthme nerveux*, et dans les angines chroniques. Les douches ou injections d'acide carbonique sont administrées avec avantage dans les *cancers* du sein et de l'utérus ; il

[1] De l'acide carbonique et de ses propriétés, par le Dr Herpin de Metz. — Paris. 1864.

[2] Essai de Pneumatologie médicale, par le docteur Demarquay, — Paris, 1866.

est évident qu'on ne guérit pas le cancer par ce moyen, mais on apaise les douleurs souvent atroces de cette terrible maladie, la suppuration devient moins fétide, et ces résultats sont inappréciables par la personne qui souffre.

D'après le Dr Rotureau, les douches de gaz carbonique à Nauheim, améliorent beaucoup d'otorrhées et de surdités consécutives, beaucoup d'ophtalmies chroniques ainsi que les affections des fosses nasales. Enfin, selon M. Herpin, c'est surtout dans les maladies particulières aux femmes, que se manifestent, au plus haut degré, les propriétés analgésiques, désinfectantes, cicatrisantes et résolutives de l'acide carbonique, comme dans la *dysménorrhée*, la *leucorrhée*, les névralgies utérines, l'engorgement et les ulcérations du col utérin. On voit par ce qui précéde, que les propriétés de cet agent thérapeutique dont on ne soupçonnait pas la valeur, il y a quelques années, sont remarquables; il faut donc espérer que dans l'aménagement du futur Etablissement des Eaux de Salins qui sont saturées de gaz carbonique, on n'oubliera pas d'utiliser ce principe gazeux et qu'on créera des salles d'aspiration et d'inhalation, ainsi que des douches locales et générales d'acide carbonique.

§ II.

Après avoir examiné brièvement les propriétés médicales des principaux éléments minéralisateurs de la source de Salins, nous allons maintenant étudier son *action physiologique.* « Il n'y a que des *actions physiologiques,* dit le « professeur Gubler[1], dans la préface de ses « *Commentaires thérapeutiques,* en ce sens que « d'une part, les médicaments sont uniquement « des modificateurs d'organes ou de fonctions, « et nullement des antagonistes d'entités mor- « bides; et que, d'autre part, ils agissent en « santé comme en maladie. » L'étude de l'action physiologique des Eaux nous servira donc de jalon pour aborder la question *thérapeutique* qui sera traitée dans le chapitre suivant.

L'Eau de Salins prise en boisson, le matin à jeun et à *très-petite dose,* provoque la salivation, excite l'appétit, stimule l'estomac et favorise la digestion ; à la dose plus forte de 3 à 5 verres et plus, elle donne des évacuations alvines et une diurèse plus abondante. L'Eau chlorurée de

[1] Ouvrage cité — Préface, page XI.

Salins ne produit pas de nausées ni de vomissements, avantage immense sur l'*eau de mer* qui est difficilement supportée par les voies digestives. J'attribue cette tolérance de l'estomac pour l'Eau de Salins, à l'action du gaz acide carbonique. Aux symptômes ci-dessus énoncés, se joignent parfois une sensation de sécheresse de l'arrière-gorge, avec une soif vive.

Si l'on continue pendant quelques jours, l'usage de la boisson à forte dose c'est-à-dire *évacuante*, on voit souvent se produire de l'*irritation* et même de l'*inflammation* dans le tube digestif et surtout à sa partie inférieure, ce qui est du à l'action irritative et congestive du sel marin et des autres sels sur le système veineux abdominal et hémorrhoïdal. C'est probablement à la même action que l'Eau de Salins doit de hâter et de favoriser la menstruation.

Prises en bains, les Eaux de Salins stimulent la peau, et la rendent tout d'abord un peu rugueuse. Au bout de 30 à 45 minutes d'immersion, comme l'a très-bien observé le Dr Savoyen[1], les parties pulpeuses des doigts et des orteils deviennent blanches, et offrent des espèces de plis longitudinaux pareils à ceux qu'on observe aux mains lorsqu'elles ont été en contact avec de l'eau de lessive. Cet effet qui ne dure pas longtemps dé-

[1] Bulletin des Eaux minérales de Salins, par le docteur Savoyen. Moûtiers, 1843; page 22.

pend d'une saponification passagère qui s'opère sous l'influence des sels de soude et de potasse de l'eau minérale sur l'enduit graisseux de la peau.

J'ai remarqué qu'à peine plongé dans le bain, le corps se couvre d'une quantité de petites bulles de gaz qui se forment surtout, en majeure part, à la partie externe des membres et dans les régions pourvues de poils. Ce gaz est probablement de l'*acide carbonique* dont nous avons étudié plus haut les propriétés excitantes sur l'enveloppe cutanée.

La chaleur et la circulation sont augmentées pendant le bain; il en est de même de la sécrétion urinaire qui est généralement excitée et accrue.

« Il n'y a pas de doute, dit le Dr Savoyen,
« dans le bulletin déjà cité, que pendant le bain,
« une certaine quantité de matières salines a
« été absorbée; car le baigneur ne tarde pas
« d'éprouver de l'altération, à peu près, comme
« s'il en eût bu un verre ou deux. Après le bain,
« la peau conserve encore une espèce d'enduit
« salé; on s'en assure facilement en mettant la
« langue en léger contact avec une des parties
« du corps qui ont plongé dans le bain... Une
« excitation sensible est fixée à la peau, et cela
« même aux dépens de la vitalité du tube diges-
« tif, en occasionnant la constipation. »

Si l'immersion se prolonge longtemps à la même température, on sent des bouffées de chaleur monter à la tête : il se déclare parfois une céphalalgie gravative qui indique un commencement de congestion cérébrale. Après deux ou trois bains de Salins, on éprouve souvent un peu d'agitation générale avec de l'*insomnie*; on ressent des démangeaisons, des picotements dans la peau qui présente quelquefois de petites éruptions *(poussée)* ; cela s'observe surtout chez les individus pléthoriques, d'un tempérament bilioso-sanguin et chez les personnes délicates dont le système nerveux est très-excitable. Ces symptômes qu'on pourrait d'ailleurs prévenir en modifiant la température et la concentration des bains selon les indications individuelles, s'amendent et disparaissent au bout de quelques jours, alors que la *tolérance* des Eaux s'est établie.

D'après les phénomènes physiologiques que nous venons d'énoncer, il ressort clairement que l'action des Eaux de Salins sur l'homme sain est *excitante* à un haut degré. Cette excitation, selon moi, doit être attribuée en grande partie, à la *thermalité* naturelle de l'eau minérale et je suis persuadé que les Eaux de Salins seraient tolérées par un bien plus grand nombre de personnes et produiraient par conséquent des guérisons plus nombreuses, si l'on pouvait graduer la chaleur et la densité du bain selon les tempéraments et selon les maladies. « Plus leur « température est élevée, disait le Dr Gosse[1], plus « les accidents sont à craindre, et moins leur « application peut devenir générale. »

En effet, nous savons que le bain chaud (+ 35 centigrades et au-dessus) est *stimulant*, tandis que le bain tempéré est *contro-stimulant* ou *calmant*. D'après le Dr Kühn, le savant Inspecteur des Eaux de Niederbronn, l'absorption des sels est d'autant plus grande que le bain est plus chaud et plus saturé ; l'absorption de l'eau, au contraire, est d'autant plus forte que le bain est plus frais et que l'eau est moins saturée. « Les « bains chauds ont pour effet, dit-il[2], d'augmenter « l'activité vasculaire, d'accélérer la circulation « et d'appeler vers la peau et la muqueuse « aérienne un mouvement secrétoire ou d'exha- « lation plus ou moins marqué. En même temps « qu'ils enlèvent de l'eau à la masse sanguine, « ils favorisent l'absorption des principes salins, « et par cela même qu'ils privent le sang d'une « partie de son eau, en y faisant pénétrer des « sels, ils deviennent *stimulants*, produisent un « état de surexcitation dans l'organisme et com- « muniquent un surcroît d'activité à toutes les « sécrétions. » L'action des *bains chauds* est

[1] Journal de pharmacie, tome 24me, page 648.
[2] Les Eaux de Niederbronn, par le Dr J. Kühn. — Paris, 1860, page 102 et 103.

donc *altérante et résolutive,* et convient aux désordres de la sphère végétative ou organique.

Dans les bains tempérés, au-dessous de + 35 ou de + 30° centigrades, au contraire, l'absorption porte les particules acqueuses et non les principes salins dans la masse du sang, c'est-à-dire que le corps n'absorbe que l'eau du bain ; alors l'économie perd de son calorique, l'irritabilité vasculaire n'est pas mise en jeu, et l'organisme se trouve *tonifié* sans être surexcité : ici l'action du bain est fortifiante et s'adresse plus particulièrement aux affections du système nerveux. Il en est de même pour le dégré de *saturation* du bain que l'on doit aussi varier, selon les indications ; ainsi, le bain produira des effets bien différents, selon qu'il sera composé uniquement d'eau thermale, ou d'un mélange d'eau douce avec l'eau thermale, ou même, si besoin est, d'eau thermale avec addition de quelques litres d'eau-mère. Ce mode rationnel d'administration des bains que l'aménagement de l'Etablissement actuel ne permet pas de mettre en pratique, satisferait à toutes les exigences de la maladie et de l'idiosyncrasie de chaque baigneur, et un plus grand nombre de personnes pourrait jouir du bénéfice des Eaux de Salins qu'elles supporteraient difficilement sans ces modifications de température et de densité dont je viens de parler. Je fais donc les vœux les plus ardents, afin que la nouvelle administration adopte, pour le futur Etablissement qu'elle se propose de construire, l'installation balnéaire la plus complète qui permette de *diminuer*, de *mitiger* ou d'*augmenter* les effets des Eaux, selon l'indication ; car je suis convaincu que leur réputation, déjà si belle, s'accroitra de plus en plus, au fur et à mesure qu'on élargira le cadre de leurs applications, en réalisant, par exemple, les améliorations que je viens de signaler et dont l'exécution est indispensable, si l'on tient à ne pas être dans des conditions d'infériorité vis-à-vis d'autres Etablissements thermaux du même genre.

THÉRAPEUTIQUE

§ I. MODES D'ADMINISTRATION DES EAUX

L'examen que nous venons de faire des propriétés médicales des principaux éléments minéralisateurs de la source de Salins, et de son action physiologique, nous permettrait déjà d'établir, à *priori*, que l'action thérapeutique des Eaux de Salins est *tonique et résolutive* au plus haut degré. Mais avant de voir si la clinique confirme les données de la science, il est nécessaire de jeter un coup d'œil rapide sur la manière d'administrer les Eaux, car il est certain que c'est seulement par une *méthode rationnelle* que les propriétés d'une eau minérale peuvent être mises en évidence.

Les Eaux de Salins se prennent en *boisson*, en *bains*, en *douches*; on peut les employer également en *bains de vapeur*, en *lotions*, en *boue* ou *fanges minérales;* il est à désirer que l'Etablissement futur contienne des salles d'*inhalation* ainsi que des appareils pour la *pulvérisation*, et des *douches gazeuses* de gaz acide carbonique.

L'Eau de Salins est prise *en boisson* à la dose d'un demi-verre, d'un verre, deux, trois, quatre et même un plus grand nombre de verres, selon l'idiosyncrasie du sujet, et selon qu'on veut obtenir un effet *tonique, altérant* ou *purgatif*. Il faut user très-rarement, et seulement d'après la prescription d'un médecin, de la boisson de l'Eau de Salins à *haute dose* c'est-à-dire *purgative*, parce que cette eau minérale *très-excitante* ne doit pas, sous cette forme, être administrée longtemps, car elle déterminerait bientôt un mouvement congestif et même inflammatoire sur les organes du bas-ventre, et en particulier sur le système veineux hémorrhoïdal. Il vaut beaucoup mieux, lorsque la purgation est indiquée, boire les Eaux de Brides qui contiennent les mêmes principes minéralisateurs que les Eaux de Salins, mais en moins grande quantité, ce qui permet de les prendre à l'intérieur pendant longtemps et sans le moindre inconvénient.

Lorsqu'on veut produire un effet *tonique* ou *altérant*, il faut prendre l'eau à très-petite dose, un demi-verre à un verre chaque fois, une fois ou plusieurs fois par jour, selon les cas, en général, le matin, avant les repas. On boira l'eau pure, ou mélangée avec de l'eau de *gomme*, de *gruau*, ou mieux avec du *sirop de gomme* ; cette pratique aura surtout son utilité pour les personnes dont la muqueuse des premières voies est très-irritable, ainsi que pour les *enfants* auxquels, toutes choses égales d'ailleurs, on administrera l'eau à plus petite dose, par *fractions* de verre.

Il n'y a pas d'ailleurs de règle absolue pour établir les doses de la boisson ; car on comprend bien que la *quantité* doit être subordonnée à la tolérance organique de chaque malade ; *mais, en règle générale, les petites doses sont préférables,* surtout quand on veut tonifier, ou faire pénétrer dans les profondeurs de la trame organique les sels contenus dans l'eau minérale, car l'on sait que les solutions salines sont absorbées ou ne le sont pas, suivant que leur degré de concentration est inférieur ou supérieur à celui des sels contenus dans le sang[1]. Or l'eau chlorurée de Salins contient, par litre, 17 grammes de sels, dont 10 grammes de chlorure de sodium, tandis que la quantité de sels solubles contenus dans le sang de l'homme en santé ne dépasse pas 8 grammes ; il faut donc boire à très-petite dose, si l'on veut que l'absorption des principes médicamenteux de cette eau minérale ait lieu ; d'ailleurs, les *hautes doses*, outre qu'elles enrayent l'absorption, sont *échauffantes* par les

[1] Voir le *Lyon médical* du 28 février 1869, page 310.

abondantes évacuations alvines qu'elles produisent, et sont généralement plus nuisibles qu'utiles.

L'Eau de Salins administrée à l'*intérieur*, est un remède *altérant* très-efficace pour combattre les graves dyscrasies humorales, pour faire pénétrer dans l'organisme, afin de le purifier et de changer sa manière d'être, les précieux éléments minéralisateurs qu'elle contient, tels que l'iode, le brôme, le brôme, le sel marin, l'arsenic, le cuivre, le fer, le lithium, etc. La boisson aide puissamment l'action des bains dans les maladies du système lymphatique, disait le Dr Savoyen[1] qui lui-même a employé ce mode d'administration dès les débuts de l'Etablissement actuel dont il a exercé pendant longtemps la direction médicale avec talent. A une date antérieure, alors qu'il n'y avait encore point d'Etablissement à Salins, le Dr Gosse de Genève, conseillait déjà l'usage à l'*intérieur* des Eaux de Salins, comme nous le verrons plus bas. C'est d'ailleurs la pratique universellement adoptée depuis de longues années dans les stations thermales analogues.

En outre, l'Eau chlorurée de Salins se conservant très-longtemps sans s'altérer, pourrait être facilement exportée, et employée en boisson,

[1] Bulletin des Eaux de Salins près Moûtiers (Savoie), par le Dr Savoyen. Moûtiers 1843, page 21.

avec avantage, en dehors de la saison des Eaux, soit comme traitement préparatoire, soit comme complément d'une cure entreprise sur les lieux de la source.

Les *bains* constituent la partie la plus importante du traitement par les Eaux de Salins. Nous avons vu, plus haut, qu'ils stimulent fortement l'appareil cutané, aussi est-il prudent de commencer la cure par des bains de courte durée, de 15 à 20 minutes, environ; on augmentera graduellement la durée du bain, à mesure que la tolérance s'établira, sans toutefois dépasser *une heure*, car en agissant autrement on s'exposerait à des accidents congestifs du côté du cerveau et des autres viscères splanchniques.

La température naturelle du bain de Salins est de + 35 degrés centigrades 1/2; c'est-à-dire, qu'elle est un peu au-dessus de la *température normale ou du degré d'indifférence*. J'appelle *température normale* ou *degré d'indifférence,* selon l'expression du Dr Kühn, le degré auquel l'eau du bain ne donne aucune sensation de chaud ou de froid, et qui ne tend ni à augmenter ni à diminuer d'une manière sensible la chaleur de l'économie. Cette température *normale ou indifférente* qui n'est pas la même pour tout le monde et qui varie de quelques degrés selon les personnes et selon la chaleur du milieu atmosphérique, oscille entre 31 et 35 degrés centigrades, (25° à 28° Réaumur). Si un bain est donné *au-*

dessous de la température normale, l'exhalation cutanée s'arrête, et l'*absorption* commence ; il provoque, au contraire, l'*exhalation* et l'absorption s'arrête, si la température du bain dépasse la normale[1]. En résumé, le mouvement des liquides se fait de l'*extérieur* vers l'*intérieur*, lorsque la température du bain est *au-dessous* de la *normale* ; il a lieu en sens inverse quand la température est supérieure à la *normale* [2]. La température ordinaire du bain de Salins étant un peu au-dessus de la *normale*, on abaissera cette température, pour les personnes *sanguines* et *irritables*, soit par le simple refroidissement des Eaux, soit par un mélange d'eau douce qui diminuera en même temps la chaleur et la densité du bain.

Ces bains tempérés, au-dessous de la normale, sont beaucoup moins excitants ; ils caractérisent la *méthode tonique* qui s'adresse spécialement à l'état dynamique de l'organisation et qui convient aux personnes nerveuses et impressionables, surtout aux personnes délicates du sexe.

La chaleur du bain, au contraire, sera portée au-dessus du *degré d'indifférence* ou de la *température normale*, quand on voudra obtenir un effet franchement *résolutif*, en tenant toujours compte de la tolérance du malade. C'est dans

[1] Dr Kühn, lococitato, page 97.
[2] Lyon médical, — 28 février 1869, page 308.

les mêmes circonstances qu'on pourra renforcer l'action du bain par l'addition de quelques litres d'eaux-mères (Mütter-Lauge), car nous savons que le pouvoir *résolutif* d'un bain est en raison de la stimulation cutanée qu'il déterminera. Cette *méthode résolutive* qui demande à n'être employée qu'avec la plus grande circonspection, ne convient qu'aux sujets à fibre molle, phlegmatiques et peu irritables; les individus nerveux et sanguins devront généralement s'en abstenir. Quelle que soit d'ailleurs la manière de prendre les Eaux, le baigneur fera bien de ne pas se livrer à ses impressions personnelles, et de suivre les conseils d'un homme de l'art, car il s'agit ici d'un remède puissant qui peut faire beaucoup de bien ou beaucoup de mal, selon qu'il sera bien ou mal administré.

Les *douches*, qui sont comme le complément de la balnéation, sont un des moyens les plus puissants contre une foule d'affections locales; elles ont une double action, mécanique et dynamique, comme je l'ai dit dans mes études médicales sur les Eaux thermales de Brides-les-Bains[1]. Par la percussion sur un point fixe, et par l'élévation de la température, les douches réveillent la vitalité des organes, leur impriment une nouvelle manière d'être, et produisent des

[1] Etudes médicales sur les Eaux thermales purgatives de Brides-les-Bains, par l'auteur, pages 31 et 32. Moûtiers 1863,

mouvements salutaires dans le foyer même du mal; d'un autre côté, l'absorption des substances salines se fait en raison directe de la chaleur et de la force de projection du liquide. « L'action des Eaux est concentrée, dit le Dr Savoyen, « sur le point malade, et la nature qui avait été « jusqu'ici impuissante pour susciter une crise « favorable, rencontre alors une puissance curative à l'aide de laquelle s'opèrent ou la sortie « d'une esquille qui se détache du tronc osseux « altéré par la carie, ou la résolution d'un engorgement qui a été réfractaire aux médications ordinaires[2]. »

On varie la température et la force de projection au moyen d'appareils appropriés, selon l'effet que l'on désire. Les douches *chaudes* de 38° à 50° centigrades sont *résolutives* et conviennent dans les engorgements indolents du système lymphatique et des viscères, dans les tumeurs blanches, dans les paralysies, etc. Les *douches froides* et *tempérées* de 10° à 38° centigrades sont plutôt *toniques* et s'emploient dans les désordres de l'innervation, dans les cas d'atonie et de relâchement, pour réveiller la contractilité organique des tissus. Les douches *écossaisses* sont celles qui sont alternativement chaudes et froides; elles jouissent d'une grande énergie à cause

[1] Bulletin des Eaux minérales de Salins, pages 26 et 27.

de la brusque transition de température; il en est de même des douches à *frictions* qui sont très actives. La durée ordinaire d'une douche est de 10 à 20 minutes; on diminue ou on augmente la durée de la douche selon la susceptibilité du sujet. Il est préférable de prendre la douche dans le bain, quand cela se peut, parce que alors le corps est moins exposé à se refroidir. Les douches sont *descendantes, latérales et ascendantes*. Il n'y a actuellement à Salins qu'une douche descendante à frictions, qui a six mètres de chute. L'Eau de Salins étant très-active ne doit pas être administrée ordinairement en douche *ascendante*, à moins qu'on ne la mélange avec un liquide émollient qui permettrait alors de l'employer avec avantage, en injections dans les affections atoniques et non inflammatoires.

Les *bains de vapeur* agissent ici, comme dans toutes les stations thermales, par l'élément *calorifique*; c'est un moyen énergique et très-puissant dans le traitement des affections rhumatismales invétérées et profondes; il faut cependant en user avec prudence et sous la surveillance d'un médecin.

L'Eau de Salins sous forme de *lotions externes* est un bon *résolutif*; je l'ai employé avec succès dans les anciennes entorses pour dissiper l'engorgement articulaire, et pour raffermir les tissus; c'est un excellent topique qui agit à la manière de l'arnica ou de l'eau blanche

L'*art vétérinaire* utilise depuis longtemps les propriétés toniques et résolutives de l'Eau de Salins, pour les chevaux qui ont les membres foulés, meurtris, affaiblis ; cette eau leur restitue promptement la tonicité et la vigueur perdues.

Nous avons vu plus haut que les dépôts des Eaux de Salins sont abondants ; ce sont des *boues* minérales principalement *ferrugineuses* et contenant, d'après l'analyse, de l'arséniate de chaux et de fer, et probablement de l'iode et de brôme. Ces boues peuvent s'utiliser avec avantage sous forme de cataplasmes *stimulants et résolutifs* dans le traitement des tumeurs blanches, des engorgements torpides et indolents, dans les atrophies, les rétractions musculaires, et certaines paralysies.

On pourrait également administrer à Salins des bains de *boues* comme à Marienbad et à Franzensbad en Bohême[1] ; ces bains sont *généraux* ou *partiels* ; ils ont une action fortifiante et résolutive, dont on pourrait, il me semble, tirer les meilleurs effets dans les anciennes affections rhumatismales, dans les sciatiques chroniques, dans les paralysies indépendantes d'une lésion des centres nerveux, dans les anciennes luxations ou fractures, et dont toutes les maladies caractérisées par de la faiblesse et de l'atonie.

[1] Guide pratique aux Eaux minérales par le Dr Constantin James. Cinquième édition, page 335 et 336.

En résumant ce que nons venons de dire sur la manière d'administrer les Eaux de Salins, nous admettons donc deux *méthodes* principales d'administration, la *méthode tonique* et la méthode *altérante ou résolutive,* qu'on emploira séparément ou qu'on pourra combiner l'une avec l'autre selon l'indication. La méthode *tonique* qui constitue dans l'emploi de bains peu chauds, peu saturés et de courte durée et dans l'usage très-restreint de la boisson, s'adresse plus spécialement aux désordres de l'innervation, aux nombreuses névropathies qui font le tourment des personnes faibles et nerveuses, surtout parmi les femmes des grandes villes. Par cette méthode *tonique,* on relèvera les forces perdues; la fibre organique sera tonifiée, le sang s'enrichira et stimulera plus convenablement les centres nerveux, et l'harmonie sera rétablie dans toutes les fonctions de l'économie.

La méthode *altérante* ou *résolutive* dont le but est d'agir sur la composition intime de nos humeurs et de nos tissus, en y introduisant des sels capables de corriger un vice humoral, de modifier la crase du sang, de fondre ou de résoudre des engorgements, se compose principalement de la boisson à dose modérée, de bains chauds plus ou moins prolongés et doués d'une forte saturation minérale. Les principaux éléments minéralisateurs de l'Eau de Salins, tels que : le sel marin, l'iode, le brôme, l'arsenic, le fer, le manganèse, le cuivre, les sulfates de soude, de magnésie, l'acide carbonique, etc. sont portés dans la circulation générale par l'endosmose intestinale et par l'absorption cutanée. Doués isolément d'une action spéciale, et probablement d'une action collective combinée avec la chaleur thermale et un état électrique particulier, ces différents sels développent au sein de nos tissus des mouvements d'oxydation, de réaction et d'élimination qui mettent en activité tous les émonctoires, donnent une vive impulsion à l'acte nutritif, et provoquent le départ hors de l'organisme de matériaux pathologiques anciens déposés dans les tissus, ou de principes morbifiques (humeurs peccantes) contenus dans nos humeurs.

Cette méthode *altérante* est la méthode par excellence dans les maladies de la vie *organique* ou *végétative*, dans les dyscrasies humorales, dans les différentes manifestations de la scrofule, dans les hypertrophies et les engagements chroniques, les maladies cutanées et les affections dites chirurgicale, comme nous allons le voir ci-après.

A ces deux méthodes *tonique et altérante*, on pourrait ajouter la méthode *purgative*; je n'ai pas cru devoir le faire parce que cette méthode ne doit être pour ces eaux qu'une *exception* ; car nous savons, qu'administrées à dose purgative pendant quelque temps, les Eaux de Salins congestionnent la portion inférieure du rectum et peuvent déterminer de l'échauffement dans le canal digestif. On ne peut généraliser cette méthode purgative que peu de personnes pourraient supporter, sauf dans des cas exceptionnels indiqués par le médecin.

Il sera beaucoup mieux, à mon avis, lorsqu'on aura besoin d'un effet purgatif prolongé, de s'adresser à des Eaux moins excitantes, par exemple, aux Eaux voisines de Brides-les-Bains qui contiennent les mêmes principes que les Eaux de Salins. mais à des doses moins considérables, et qui peuvent être prises comme *purgatives* pendant tout le temps de la cure, sans amener la moindre fatigue dans les organes digestifs. L'indication de la purgation se présentera souvent dans le traitement des Eaux de Salins, car, comme nous l'avons dit plus haut, la constipation est un fait fréquent produit probablement par l'absorption de principes médicamenteux naturellement excitants, ainsi que par la vive stimulation imprimée aux fonctions de la peau. Les Eaux purgatives de Brides constituent, outre leurs propriétés spéciales, une excellente *cure préparatoire* à tout autre traitement thermal par d'autres Eaux minérales qu'on emploie surtout en bains. Dans son Manuel du baigneur aux Eaux thermales de Brides, mon père a écrit un chapitre spécial sur l'avantage de prendre les Eaux purgatives de Brides, avant de se rendre dans tout autre Etablissement destiné à n'agir que par l'usage externe des Eaux[1]. C'est, en effet, une très bonne pratique, d'agir de prime abord, sur les voies digestives, avant d'entreprendre un traitement externe. On tempérera donc de cette manière les Eaux de Salins par les Eaux de Brides, mettant ainsi à profit deux sources minérales bien faites pour s'entraider et se compléter mutuellement, et qu'il semble que la Providence ait voulu rapprocher l'une de l'autre, pour faire converger leurs effets salutaires vers le même but, la guérison.

La durée du traitement est ordinairement de 20 à 25 jours; c'est là une affaire de convention, et non point une règle absolue, car on comprend facilement que la cure devra être plus ou moins prolongée selon la nature et l'ancienneté de la maladie. En général, les baigneurs sont pressés et veulent se guérir dans l'espace fatidique de vingt et un jours; c'est une hâte qui leur est souvent préjudiciable, car beaucoup interrompent leur traitement au moment où les Eaux commencent à agir favorablement; et la cure alors est incomplète. Dans certains affections

[1] *Manuel des Baigneurs* aux Eaux thermales de Brides par le Dr A. Laissus, Moûtiers 1859.

rebelles on peut faire dans la même saison deux traitements, séparés par un intervalle de un mois de repos. *En tous les cas,* on s'en tiendra à l'avis de l'homme de l'art qui est le seul juge compétent de la durée nécessaire du traitement.

Après quelques jours de traitement, il survient quelquefois une fatigue générale se traduisant par de l'inappétence, de l'agitation, de l'insomnie, du dégoût pour les aliments, une soif vive, des éruptions variées, du découragement et de l'abattement; c'est la fièvre *thermo-minérale* qui indique que l'Eau minérale a pénétré dans les profondeurs de nos tissus, et qu'elle commence à agir sur leur composition intime. Ce mouvement critique qui indique parfois un commencement de saturation de l'organisme par l'Eau minérale est en général d'un bon augure et annonce une amélioration ou une guérison prochaines. Il est prudent cependant d'en faire part au médecin qui dirige la cure.

§ II. INDICATIONS

CONTRE-INDICATIONS

Les Eaux de Salins sont donc *toniques* par excellence et *résolutives;* on usera de leur puissante action *reconstituante* dans toutes les maladies chroniques caractérisées par la faiblesse, l'atonie et l'asthénie, toutes les fois en un mot, qu'il s'agira de tonifier et de remonter l'organisme.

Nous allons passer en revue les diverses maladies qui peuvent être combattues avec efficacité par les Eaux de Salins, en commençant par les affections sur lesquelles les Eaux ont une action pour ainsi dire *spéciale*.

I. **Affections du système lymphatique,**

SCROFULE.

Les maladies du système lymphatique sont le triomphe des Eaux de Salins. En effet depuis la simple exagération du tempérament lymphatique qui n'est pas encore une maladie, mais qui constitue une grave prédisposition, jusqu'aux désordres les plus profonds produits par la *scrofule* que l'on peut considérer comme l'affection lymphatique portée à la plus haute puissance, toutes ces altérations trouvent un remède puissant et efficace dans les Eaux chlorurées en général et en particulier dans celles de Salins. Le tempérament lymphatique prédominant chez les enfants, les prédispose tout naturellement aux maladies de ce système, maladies qui surgissent de préférence aux périodes de l'évolution organique, telles que la dentition, l'accroissement et la puberté[1]. Aussi ces eaux conviennent-elles souverainement aux enfants soit comme *prophylactiques* ou *préventives* pour fortifier l'organisme et le prévenir contre l'imminence d'altérations humorales, qui sont d'autant plus fréquentes à cet âge que le développement organique est plus rapide et plus puissant, soit comme *curatives* de maladies confirmées.

On les conseillera donc avec succès aux enfants lymphatiques, affaiblis, qui ne peuvent se tenir sur les jambes et dont le corps reste stationnaire et tarde beaucoup à se développer; aux enfants pâles, bouffis, à chairs molles et

[1] *Manuel de Médecine pratique* par Hufeland, page 466.

flasques, prédisposés aux affections vermineuses, souffrant souvent d'inflammations des muqueuses, principalement des yeux, du nez, des oreilles, de la bouche et de l'intestin, à ceux qui sont affectés d'engorgements et d'indurations glandulaires, d'empâtement du bas-ventre, à ceux qui présentent des affections à la peau, comme l'eczéma, l'impétigo, l'acné, des abcès froids, des abcès sous-cutanés extrêmement longs à guérir. On prescrira de même l'usage des Eaux avec non moins de succès dans les formes pathologiques plus graves, telles que : dans les suppurations interminables, la *carie*, la nécrose des os, les trajets fistuleux, l'ostéite et la périostiste, anciennes ulcérations atoniques, les tumeurs blanches, le rachitisme non invétéré, et dans toutes les affections chroniques qui sont marquées au coin du vice scrofuleux.

« On ne saurait croire, dit le Dr Savoyen[1], les « effets merveilleux obtenus par l'usage de ces « Eaux dans les cas de délibilitation générale « chez les enfants, de disposition à l'incurvation « des membres ou de toute autre partie de « la charpente osseuse, de retard, de dé- « faut de développement de l'organisation en- « tière, si ordinaires à cet âge et si peu curables « par les autres ressources de la médecine. »

[1] Bulletin cité, page 43.

Aussi dirai-je volontiers avec mon honorable confrère le Dr Trésal[1] que ces Eaux sont les Eaux des *Enfants*. En effet, après quelques jours de traitement, on les voit reprendre des couleurs, rapidement renaître à la vie, et offrir bientôt les apanages de la plus belle santé.

Les effets salutaires des Eaux dans les maladies du système lymphatique ne sont pas moins remarquables chez les adultes que chez les enfants.

A ce propos, je suis heureux de citer ici le témoignage d'un ancien et savant praticien de Genève, le Dr Gosse qui dès l'année 1838, avant même la création de l'Etablissement de bains actuel, conseillait l'usage à *l'intérieur* des Eaux de Salins : 1° pour dissoudre les engorgements glandulaires et les tumeurs chroniques diverses accompagnées d'un état cachectique ; 2° dans les scrofules et dans les engorgements scrofuleux quelconques[2]. L'affection scrofuleuse qui est la plus haute expression du lymphatisme est avec ses complications multipliées, la maladie qui, peut être combattue avec le plus de succès par les Eaux de Salins ; elle a d'ailleurs toujours été mise en tête de ligne parmi les maladies justiciables des Eaux de Salins. On voit en effet au

[1] Eaux de mer thermales de Salins. Bulletin de 1857, page 9.
[2] Journal de pharmacie, année 1838, tome 24me, page 647.

bout de quelques jours d'administration des Eaux, s activer la circulation générale, ainsi que les fonctions sécrétoires ; un travail intime s'opère au sein des glandes lymphatiques pour l'élimination du principe scrofuleux. Les éléments minéralisateurs de l'eau ther male qui ont été absorbés, se mêlent intimement avec les humeurs et les tissus, les modifient profondément tantôt en leur cédant un élément qui leur manque, tel que le fer, le chlorure de sodium, tantôt en faisant disparaître, au moyen de l'iode et du brôme, des matériaux morbides tels que des engorgements et des exudats plastiques, tantôt enfin en introduisant dans le torrent nutritif des principes médicamenteux destinés, comme l'arsenic, à corriger à atténuer, à guérir certaines dyscrasies. Bientôt le sang récupère son état normal, l'innervation est accrue, et l'économie toute entière participant à ce mouvement intérieur déterminé par les Eaux, reprend des forces et acquiert une nouvelle vie.

Je lis dans le Traité général pratique des Eaux minérales par MM. Pétrequin et Socquet[1], que les Eaux de Salins (Savoie), possèdent les mêmes vertus thérapeutiques que celles de Lamotte (Isère), dont elles se rapprochent d'ailleurs disent-

[1] Loco citato, page 383.

ils, par leur thermalité et par leur constitution chimique. Je ferai remarquer à ce sujet que la minéralisation de Lamotte est bien pauvre à côté de celle de Salins qui présente 17 grammes et plus de sels, tandis qu'il n'y en a que 7 grammes 40 c. à Lamotte. Les Eaux de Salins doivent donc être plus efficaces que celles de Lamotte que l'on vante dans les affections scrofuleuses. Le Dr Constantin James, dans la cinquième édition de son *Guide pratique* aux Eaux minérales, dit, à propos des Eaux de Salins (Savoie), qu'on y traite avec succès les engorgements glanduleux, les caries, les fistules, les ulcères atoniques, tout le cortége, en un mot, des accidents qui caractérisent l'affection scrofuleuse[1].

On voit en conséquence, par ce qui précède, que l'action spéciale des Eaux de Salins, dans les affections lymphatiques et scrofuleuses, est un fait universellement reconnu et acquis à la science. Cette efficacité incontestable des Eaux dans cette classe de maladies aujourd'hui si fréquentes, trouve d'ailleurs son explication dans la minéralisation exceptionnelle de nos sources qui contiennent, comme nous l'avons vu plus haut, les principaux médicaments préconisés dans la matière médicale, contre ces affections, tels que l'iode, le brôme, le sel marin,

[1] Guide pratique aux Eaux minérales, 5me édition, p. 218.

le fer, le manganèse, le cuivre, l'arsenic, etc. Que l'administration de l'Assistance publique des grandes villes nous envoie donc quelques-uns des enfants scrofuleux qu'elle dirige chaque années en grand nombre vers la mer, pour leur faire prendre des bains, et nous les lui renverrons bientôt frais et dispos, guéris à peu de frais, grâce à nos Eaux thermales et à l'air tonique et vivifiant de nos contrées alpestres. Voici deux observations de guérison par les Eaux de Salins, d'affections graves dépendant de la diathèse scrofuleuse, qui ont été publiées par le Dr Savoyen dans, son Bulletin des Eaux minérales de Salins en 1841, page 10 et 11.

1° Victorine J...âgée de 8 ans, porte depuis 6 mois une tumeur blanche au genou gauche qui l'empêche totalement de marcher. Elle commence le 14 juillet, d'après mon avis à prendre un bain d'une demi-heure dans l'eau salée; on est obligé de la porter chaque fois qu'elle va au bain : le 15, elle se trouve mieux, moins de gonflement, moins de douleur; le 16, le mieux continue et le 17, après son bain, notre petite malade s'émancipe, elle vient à pied jusqu'à Moûtiers et s'en retourne de même à Salins le même jour... Après l'avoir un peu réprimandé sur son tour d'évasion, je lui fis continuer les bains et des fomentations d'eau salée sur la partie, pendant la nuit. Le 20 juillet, la tumeur n'existe presque plus, et pour bien consolider la guérison, elle ne quitte les eaux que le 3 août, bien guérie, à la satisfaction de ses parents et jouissant de la pleine et entière liberté des mouvements de sa jambe.

2° Il s'est aussi présenté un cas de double carie scrofuleuse qui datait de 4 ans, chez une petite fille, Marie Adèle Ch... âgée de 12 ans ; une existait au second orteil du pied droit avec ouverture fistuleuse, et l'autre aux deux derniers phalanges du doigt auriculaire de la main gauche avec une ouverture très-petite qui se ferme après avoir donné un peu de pus et se recouvre ensuite d'une croûte légère. Elle commence les bains, le 16 juin et le 17 le lendemain, après le bain, une esquille fait saillie au doigt de la de la main et tombe ; le 26 juin, une autre esquille osseuse se présente à l'ouverture fistuleuse du second orteil du pied droit ; cette esquille fait aux bains suivants une saillie plus prononcée, notre malade se refuse à son extraction, enfin, elle consent à la laisser enlever le 31 juin, ce que je fis sans peine. Elle est puis partie, le 13 juillet, dans un état très-satisfaisant.

II. Maladies du système nerveux

PARALYSIES — NÉVROSES DIVERSES.

Parmi les affections du système nerveux qui sont le plus heureusement influencées par les Eaux de Salins, il faut mettre les paralysies au premier rang ; mais avant tout il faut distinguer la nature et la cause de la paralysie. Dans les paralysies qui sont *symptomatiques* d'une lésion des centres nerveux, du cerveau ou de la moelle épinière, comme celles qui surviennent à la suite d'apoplexie, les Eaux de Salins sont utiles pourvu que la période congestive et inflammatoire soit complètement passée et que les membres ne soient pas frappés d'une atrophie trop prononcée; mais on usera des Eaux avec beaucoup de prudence, en ne faisant prendre par exemple que des *demi-bains* pour commencer et en diminuant la température des bains et des douches afin d'éviter tout mouvement congestif vers le cerveau. On agira sagement dans ce cas en faisant une cure préparatoire aux *Eaux thermales* de Brides-les-Bains, qui sont mieux indiquées que les Eaux de Salins dans les paralysies d'origine cérébrale ou spinale, ainsi que dans celles qui reconnaissent pour cause un embarras dans la circulation veineuse abdominale[1].

On commencera donc, dans ces cas-là, le traitement par la méthode évacuante à Brides-les-Bains, pour terminer ensuite par la méthode tonique à Salins. Mais c'est surtout dans les paralysies qui se déclarent sans altération des centres nerveux (sine materiâ) que les Eaux de Salins agiront avec le plus de succès : de ce nombre sont les paralysies *périphériques* ou *réflexes* que l'illustre médecin de Dublin, le Dr Graves[2], a si bien étudiées, devançant ainsi de plusieurs années les admirables travaux de Marshall-Hall; les paralysies *rhumatismales* qui

[1] Voyez mes Etudes médicales sur les Eaux purgatives de Brides, pages 46-47.
[2] Leçons de Clinique médicale de Graves. 33me leçon, tome 1r, page 643.

proviennent souvent d'une suppression de transpiration, les paralysies *métastatiques* qui se produisent sur le déclin des maladies graves, par exemple, à la suite de la répercussion d'un exanthème dans les maladies cutanées mal soignées, ou à la suite de l'état *puerpéral* chez les femmes récemment accouchées, par *métastase laiteuse, (paralysis lactea* des anciens). Il en est de même des paralysies qui se rattachent à l'*anémie* et à l'*épuisement nerveux* comme de celles qui dépendent de l'absorption d'un principe toxique quelconque, comme les paralysies *saturnines, diphtériques*, etc. Les Eaux agissent ici avec succès comme *toniques et reconstituantes.*

« Dans les paralysies, dit le Dr Savoyen, dans « celles surtout qui ne dépendent pas d'une « lésion encéphalique ou de la moelle épinière, « j'ai vu après plusieurs bains apparaître des « mouvements involontaires, des secousses du « membre affecté, même pendant le repos ab« solu. Ces mouvements qui ne s'étaient jamais « fait sentir avant l'usage des Eaux sont le signe « précurseur, quelquefois d'une guérison par« faite, mais toujours d'une amélioration remar« quable qui ne tarde pas à se prononcer[1]. »

On obtiendra donc d'excellents effets de l'usage des Eaux de Salins, dans les para-

[1] Bulletin cité. Moûtiers, pages 24-25.

lysies, mais surtout dans celles qui sont indépendantes d'une lésion organique des centres nerveux, telles que les paralysies *reflexes*, les paralysies *rhumatismales*, *métastatiques*, *saturnines*, *puerpérales*, paralysies par *anémie* et par *épuisement nerveux*, etc.

Il existe une classe de maladies fréquentes caractérisées par certains troubles généraux du mouvement ou du sentiment qui se rattachent évidemment à des altérations fonctionnelles du système nerveux, et qu'on désigne ordinairement sous le nom générique de *névroses* ; les manifestations de cet *état nerveux* sont extrêmement variables et protéiformes, et se font remarquer par la bizarrerie des symptômes, leur marche irrégulière, leur mobilité excessive, la souveraineté des attaques et la fréquence des récidives. Ces anomalies fonctionnelles du système nerveux peuvent exister dans tous les organes, sous forme de douleurs, de crampes, de névralgies, de convulsions, de tremblements, de paralysies, etc., elles sont surtout le partage des personnes délicates et très-nerveuses. Les Eaux de Salins réussissent dans ces affections multiples, quand elles ont pour facteur principal l'atonie, la faiblesse, et que l'irritabilité nerveuse ou *spasme* n'est pas trop considérable. Ainsi elles conviennent dans les névroses diverses qui sont sous la dépend'un appauvrissement du sang comme dans les chloro-anémies, dans les névroses qui suivent des pertes de sang abondantes, des accouchements nombreux et trop rapprochés, dans celles qui surviennent à la suite d'excès de tout genre, dans toutes les affections nerveuses, en un mot, qui offrent comme caractère dominant la faiblesse, l'asthénie. On emploira, dans cette forme de maladies, des bains *tempérés*, c'est-à-dire plutôt frais que chauds, et s'il est besoin, des bains mitigés avec de l'eau douce, afin de ne pas réveiller et de ne pas augmenter l'irritabilité nerveuse; car, en général, les personnes très-nerveuses supportent mal les Eaux de Salins à leur température ordinaire; comme il m'est arrivé de l'observer déjà plusieurs fois chez des dames atteintes d'affections spasmodiques.

III. Affections rhumatismales et cutanées.

Je réunis dans le même article les affections *rhumatismales*, et *cutanées*, parce que ces deux espèces pathologiques ont souvent un point de départ commun, la suppression de la perspiration cutanée; d'ailleurs, beaucoup de maladies de la peau paraissent être sous l'influence de la diathèse rhumatismale ou *arthritique* (Dr Bazin).

I° AFFECTIONS RHUMATISMALES.

Les Eaux thermales de Salins sont indiquées dans les affections rhumatismales musculaires et articulaires chroniques. « Toutes les fois « qu'on traite une maladie rhumatismale quel- « conque, dit Hufeland[1], il faut s'en tenir à « l'idée qu'elle tire sa source de la peau, qu'elle « a pour matière, pour principe morbifique une « âcreté séreuse provenant de la perspiration « arrêtée. Il y a donc deux indications fonda- « mentales, celle de rétablir ou suppléer la fonc- « tion cutanée, et celle d'éloigner l'âcreté sé- « reuse soit par une crise naturelle (par la peau « surtout), soit par une crise artificielle. » Les Eaux de Salins me semblent répondre parfaitement à cette double indication : en effet par leur température élevée et par leur puissante minéralisation, elles agissent énergiquement sur la peau, rétablissent ses fonctions secrétoires (la sueur et la perspiration) et exercent un mouvement excitateur révulsif sur l'enveloppe cutanée. Les effets salutaires des Eaux seront surtout plus marqués, si les rhumatismes se rattachent à la faiblesse et à l'anémie, et si le sujet a une constitution molle et lymphatique; on prendra dans ce cas des bains chauds au-dessus du degré d'indifférence; il en sera de même pour les douches.

Quant aux affections *goutteuses*, les Eaux de Salins pourront être utiles, dans l'intervalle

[1] Manuel de médecine pratique par Hufeland, page 177.

des accès, lorsqu'on aura affaire avec la goutte *asthénique*, avec celle qui a succédé à la disparition de quelque dermatose ou à la suppression de la transpiration, et que le sujet est lymphatique ou anémique. Malgré la prétendue action dissolvante du gaz carbonique sur les phosphates et urates et la propriété analogue qu'on attribue au *chlorure* de *lithium*, les Eaux chlorurées de Salins n'agissent point ici comme *antigoutteuses*, mais à titre de *reconstituant*. C'est en effet comme *reconstituantes* que M. Durand-Fardel conseille les eaux chlorurées sodiques dans les cas de goutte *atonique* et de rhumatisme avec anémie[1].

II° MALADIES CUTANÉES.

Les Eaux de Salins guérissent également les maladies chroniques de la peau, surtout quand il y a *inertie* des fonctions de cet organe. Dans le traitement de ces affections, il faut tenir compte plutôt de la nature intime du mal ainsi que du *terrain* sur lequel il se développe que de la forme anatomique. Ainsi on emploira les Eaux de Salins avec avantage, toutes les fois que les maladies de la peau seront entées sur un fond *lymphatique* ou *scrofuleux*, ce qui arrive souvent chez les enfants ; on usera, au contraire, des

[1] Traité thérapeutique des Eaux minérales par Durand-Fordel, page 484.

Eaux purgatives de Brides, si ces altérations sont liées à quelques désordres des voies digestives. Selon le Dr Bazin, médecin éminent de l'hôpital St-Louis à Paris, on peut ranger les dartres sous trois chefs principaux *l'arthritis*, l'*herpétisme* et le *scrofule*; il conseille les *alcalins* contre la première diathèse, et les préparations *arsénicales* contre les manifestations de l'*herpétisme*. Or, nos Eaux contiennent de l'arsenic en quantité notable, ce serait donc dans les affections *herpétiques* que l'induction nous conseillerait de les employer; nous verrons plus tard si la clinique confirme la théorie. Quoiqu'il en soit, c'est surtout dans les *scrofulides chroniques*, que les Eaux de Salins sont le mieux indiquées. Le Dr Savoyen rapporte dans son Bulletin que j'ai cité déjà plusieurs fois, plusieurs cas de guérison de maladie de la peau et entr'autres, de dartre *crustacée, furfuracée*, de *psoriasis*, d'*ecthyma*, d'*ulcères chroniques* des jambes, etc.

VI. Maladies de l'appareil génito-urinaire.

I° APPAREIL GÉNITO-URINAIRE.

Les Eaux de Salins conviennent dans les maladies du système urinaire caractérisées par l'atonie et la faiblesse; ainsi on les conseillera dans la *rétention d'urine* dépendant d'une atonie, d'un défaut de contractilité de la vessie, d'une paralysie ; dans l'*incontinence d'urine* produite par une faiblesse générale, par une sorte de relachement paralytique du sphincter vésical, comme cela s'observe souvent chez les enfants. Quant aux *catarrhes* de la vessie et aux affections *calculeuses,* je crois que, malgré l'assertion de B. Jones qui prétend que le sel marin a la propriété de tenir les *urates* en dissolution, il vaut mieux, dans ces maladies, avoir recours aux Eaux *alcalines* qu'aux Eaux *chlorurées,* à moins qu'on n'ait en vue un effet purement *reconstituant,* comme pour la goutte atonique.

On emploie également avec succès les Eaux de Salins dans les altérations fonctionnelles de l'appareil génital, qui tiennent à une débilité générale, à un épuisement nerveux ou anémique, dans la faiblesse des organes de la génération qui s'accompagne d'*impuissance* ou de *stérilité,* dans les *pertes séminales.* C'est probablement à la présence du gaz acide carbonique, au moins en grande partie, qu'on doit attribuer l'action salutaire des Eaux dans l'atonie des organes génitaux.

II° MALADIES DE L'UTÉRUS.

Il faut être *excessivement* réservé dans l'emploi des Eaux de Salins pour les affections *utérines* ; on n'oubliera pas que les Eaux sont très-excitantes et peuvent facilement communiquer à l'organe malade une stimulation nuisible. En effet le professeur Courty de Montpellier [1] dit que les Eaux salines sont généralement contre-indiquées dans le traitement de la plupart des maladies utérines. On ne les emploîra donc que lorsqu'il y aura *absence absolue* d'inflammation et même de congestion ; on pourrait d'ailleurs dans certains cas, mitiger l'action des Eaux avec des liquides émollients. Avec ces précautions, on se trouvera bien de l'usage des Eaux de Salins dans les *écoulements muqueux asthéniques*, dans les *maux de reins* tenant à la faiblesse, dans le *prolapsus* ou *chûte* de la matrice dépendant du *relâchement* des ligaments suspenseurs ou du support périnéal, du défaut de ton, en un mot, des parties molles en rapport avec l'utérus. — Le gaz acide carbonique en douches ou en injections, soit à l'état de gaz, soit en dissolution dans l'eau, pourra être employé avec les plus grands avantages dans l'*aménorrhée*, la *dysménorrhée*, les ulcérations du col utérin ainsi que dans les névralgies utérines.

V. **Maladies chirurgicales.**

On entend, par cette dénomination, des maladies qui sont plus spécialement du ressort de

[1] Traité pratique des maladies de l'utérus, par le Professeur Courty, page 211.

la chirurgie, telles que les suites de fractures, de luxations, d'entorses, les plaies d'armes à feu, les ulcères, les nécroses, les caries, les trajets fistuleux, les tumeurs blanches, les coxalgies, les accidents traumatiques, les chûtes, les contusions, etc. L'efficacité des Eaux de Salins est *souveraine* dans ces affections multiples. Sous l'influence de l'énergique excitation minérale développée par les Eaux, les foyers fistuleux se détergent, les engorgements se résolvent, il se produit, en un mot, au sein des tissus une véritable transformation. Les Eaux de Salins constituent un modificateur héroïque des ulcérations de mauvaise nature, ainsi que des maladies graves des os et des articulations, telles que les périostites, les ostéites suppurées, la carie, la nécrose, les tumeurs blanches; au bout de quelques bains, la suppuration devient meilleure, les esquilles osseuses sont éliminées, les plaies se cicatrisent, et les tuméfactions lymphatiques disparaissent peu-à-peu, non sans avoir présenté quelquefois des phénomènes de recrudescence nullement inquiétants. Les Eaux sont administrées en bains, en douches à friction, en injections, en applications topiques, en boues minérales selon les cas particuliers. Voici deux observations de guérisons remarquables, l'une de plaie suppurante grave et invétérée, avec trajet fistuleux, provenant de blessure par armes à feu : l'autre de suites *d'entorse violente.*

1° P. P. de Longefoy, âgé de 41 ans, reçut dans la guerre d'Italie en 1848, une balle dans le flanc droit, à la région postérieure entre les deux dernières côtes; cette balle ne fut pas extraite de suite et resta dans le corps pendant 17 ans, 3 mois et 6 jours; au bout de ce temps, elle fut enlevée au moyen d'une incision sur l'os iliaque vers lequel elle avait glissé et dans la direction duquel elle avait formé un trajet fistuleux de 10 à 12 centimètres de longueur. Depuis cette extraction qui n'avait pas été faite par un homme de l'art, ce trajet fistuleux donnait énormément de pus par le trou d'entrée de la balle; au moment où je vois le malade à Longefoy (mai 1867) il est très-affaibli par cette abondante suppuration qui salit plusieurs linges par jour; il peut à peine marcher et encore moins travailler; il est pâle, anémique, il offre un teint jaune-paille qui fait craindre une maladie de consomption. Je lui conseille l'usage des Eaux de Salins, en l'engageant à ne pas tarder d'entreprendre ce traitement. Ce pauvre malade se rend à mes conseils et vient à Salins quelques jours après. Au bout de 24 bains, les deux ouvertures fistuleuses étaient fermées, le malade avait repris de la couleur et des forces et il partait guéri pour son pays, à la fin de juillet. La guérison s'est maintenue jusqu'à présent.

2° Le Sieur G., ouvrier cordonnier, âgé de 30 ans, se fait, dans le courant de l'hiver en 1864, une violente *entorse* de l'articulation tibio-tarsienne du pied gauche; il se fait soigner aussitôt par un *rebouteur* quelconque qui croyant probablement à une fracture, lui place un appareil plus ou moins classique qu'il serre de toutes ses forces autour du membre malade. Le lendemain, éprouvant des douleurs atroces, le malade entre à l'hôpital de Moûtiers dont je suis le médecin. Après avoir levé l'appareil serré outre mesure, j'aperçois l'articulation déjà recouverte de phlyctènes noirâtres produites par la trop forte compression ; il n'y a point de fracture, il n'y a qu'une violente distension des ligaments augmentée d'une inflammation grave des téguments occasionnée par la constriction de l'appareil. Au bout de 30 à 40 jours de repos au lit et après l'emploi de quelques moyens antiphlogistiques, le malade commence à se lever, mais sans pouvoir se soutenir sur son pied gauche dans la région duquel il ressent des picotements très-douloureux, toutes les fois qu'il essaie de le mettre à terre. Je lui prescris alors des lotions sur l'articulation malade avec de l'eau de Salins, deux fois par jour; au bout de quelque temps, notre malade pouvant déjà mieux se soutenir, va, sur mes conseils, prendre tous les jours, un bain de pied dans les canaux de la Saline, contenant l'Eau de Salins. Ce traitement est continué pendant près d'un mois, et notre malade, parfaitement guéri, quitte l'hôpital et reprend ses occupations habituelles.

On voit par ce qui précède, combien est puissante l'action *cicatrisante* et *résolutive* des Eaux de Salins. Il serait donc à désirer, comme j'en exprimais déjà le vœu en 1863 dans mes Etudes médicales sur les Eaux de Brides, que l'administration de la Guerre fît installer un *hôpital militaire* à Moûtiers, afin de faire jouir du bénéfice incontestable de nos Eaux les militaires qui rapportent souvent de nos colonies et des contrées lointaines, le germe de longues et douloureuses maladies, telles que plaies par armes à feu, blessures graves et invétérées, caries, paralysies, fièvres intermittentes, diarrhée, maladies du foie, etc. On peut affirmer, disais-je alors, qu'aucun service hospitalier n'existerait en France dans de meilleures conditions. En effet, à côté des Eaux *tonifiantes* et *résolutives* de Salins, nous possédons les Eaux thermales *purgatives* de Brides-les-Bains dont l'efficacité est reconnue dans les affections chroniques du tube digestif, et dans les obstructions viscérales sous-diaphragmatiques ; nous jouissons de plus, au milieu de nos Alpes, d'un air *tonique* et vivifiant qui contribuerait certainement, avec nos Eaux, à *retremper* les santés délabrées par un climat inhospitalier.

VI. **Anémies.**

Avant de clore la série des maladies dans lesquelles est indiqué l'usage des Eaux de Salins, je veux parler d'une affection qui, par quelques auteurs a été élevée au rang d'une entité morbide, et qui par d'autres, n'est considérée que comme un symptôme commun à une foule d'affections diverses, c'est l'*anémie*. L'anémie, qu'elle consiste dans la diminution de la masse du sang (oligaimie), dans la perte des globules rouges (anémie globulaire), dans la dilution du plasma, dans un excès d'eau (hydrémie), ou dans l'appauvrissement du sérum en principes albumineux (anémie albumineuse), est en définitive une altération du fluide sanguin indiquant son appauvrissement et son inaptitude à entretenir la nutrition et à réagir convenablement sur le système nerveux. L'anémie, très-fréquente de nos jours et qui se traduit par une pâleur générale, la décoloration des muqueuses, des bruits de souffle à la base du cœur et dans les vaisseaux du cou, des palpitations, l'essoufflement, la faiblesse générale, en un mot, est un état morbide qui complique ou accompagne une foule de maladies. Quoi qu'il en soit, c'est un état grave qu'il faut combattre, car en somme il s'agit du sang, *cette chair coulante* qui constitue la vie. Les Eaux toniques et ferrugineuses de Salins sont parfaitement indiquées dans ce cas.

En suivant le classement des *anémies* du Dr Germain Sée, professeur à la faculté de médecine de Paris[1], je dirai donc que les Eaux de Salins seront employées avec succès :

1° Dans les *anémies* par *déperditions*, chez les femmes épuisées par des pertes de sang considérables, par des grossesses multiples et trop rapprochées, par une *lactation* trop prolongée, chez les personnes affaiblies par des flux muqueux de longue durée.

2° Dans les *anémies de privations*, chez les gens qui vivent dans un air confiné, comme les ouvriers des grandes villes, les mineurs, par

[1] Leçon de pathologie expérimentale. Du sang et des anémies par le Dr G. Sée, pages 71-198.

exemple, chez les personnes qui ont une alimentation insuffisante ou défectueuse, qui digèrent mal, qui ne réparent pas leurs forces en raison du travail musculaire, chez les personnes affaiblies par des *excès* de travaux intellectuels, par des chagrins, des affections de l'âme.

3° Dans *les anémies d'origine diathésique et toxique*; chez les ouvriers qui ont travaillé dans les métaux, le plomb par exemple ; chez les individus atteints de *maladies* syphilitiques (dans cette affection, l'analyse chimique du sang indique en effet une diminution marquée des globules avec hydrémie) chez ceux qui ont souffert de fièvres intermittentes prolongées; dans les anémies *rhumatismales*, *scrofuleuses*, *rachiques*, enfin les anémies des *convalescents* à la suite de longues maladies, comme la fièvre typhoïde, etc.

4° Dans les *chloroses*, les *chloro-anémies*. Les Eaux de Salins, dans ces diverses anémies, restitueront au sang les principes qui lui manquent, tels que le fer, le manganèse, le chlorure de sodium, etc, et par leur action tonique et reconstituante sur toute l'organisation, elles concourront à la formation des globules rouges, partie essentielle du fluide sanguin. La plasticité normale du sang étant ainsi rétablie, toutes les fonctions organiques s'accompliront avec un nouvel essor, et le retour à la santé sera le couronnement de l'action bienfaisante des Eaux.

CONTRE-INDICATIONS.

En 1838, le Dr Gosse, en parlant des contre-indications des Eaux de Salins s'exprimait ainsi :

« En revanche, l'action éminemment tonique « des Eaux thermales salines ferrugineuses de « Salins ne peut laisser de doutes sur leurs effets « nuisibles, dans tous les cas où il y activité du « système sanguin, chez les individus forts et « pléthoriques ; dans les maladies aiguës accom-« pagnées de fièvre, en particulier dans les « inflammations aiguës et dans les maladies de « tête qui s'accompagnent d'une congestion ac-« tive du sang [1]. »

En effet, l'expérience a confirmé la théorie du médecin génevois. Les eaux de Salins sont donc *contre-indiquées* dans toutes les affections aiguës, à quelle période que ce soit, et dans toutes les maladies qui sont accompagnées d'un état fébrile. Ces eaux ne doivent pas être employées chez les personnes prédisposées aux congestions viscérales, surtout aux congestions du *cerveau*, aux attaques d'*apoplexie* et de *manie* ; on s'en abstiendra également dans les maladies de poitrine,

[1] Ouvrage cité, page 648.

dans toutes les affections organiques, dans celles du cœur et des gros vaisseaux, dans les hémorrhagies actives, et dans tous les cas de fièvre hectique et de marasme fort avancé.

Les Eaux de Salins sont formellement *contre-indiquées* dans les affections aiguës et même subaiguës du *bas-ventre* et de la *matrice* ; on en suspendra l'emploi pendant la *menstruation* ; elles ne pourront convenir que dans les engorgements tout à fait passifs, avec un cachet d'atonie bien prononcé et en l'absence de tout signe inflammatoire. On n'en usera qu'avec *une grande circonspection* dans les affections nerveuses caractérisées par une irritabilité excessive, et par des accidents *convulsifs* ou *spasmodiques* trop prononcés.

En un mot, on proscrira les Eaux de Salins toutes les fois qu'il y aura *inflammation, état fébrile* ou *excitabilité nerveuse excessive.*

On voit donc par tout ce qui précède, combien est riche et belle la part de propriétés therapeutiquesdont la nature a doué les Eaux de Salins. Succédanées des Eaux de mer sur lesquelles elles ont l'avantage de la thermalité, analogues aux Eaux chlorurées les plus renommées de l'Allemagne auxquelles elles sont supérieures par la chaleur ainsi que par la richesse et la variété des principes minéralisateurs qu'elles contiennent, situées dans une magnifique contrée alpestre dont l'altitude est déjà un gage de salubrité, les Eaux thermales de Salins sont appelées au plus bel avenir, parcequ'elles s'adressent à une classe de maladies malheureusement trop fréquentes de nos jours, en un mot, à toutes les affections qui sont caractérisées par l'*atonie* et la *faiblesse*. La génération actuelle, surtout dans les grands centres de populations, porte le cachet d'une profonde *anémie* ; il lui faut donc une médication tonique pour la retremper et lui restituer la vie.

Nous dirons donc en terminant : venez dans nos contrées, ô vous qui souffrez depuis longtemps, l'air pur et vivifiant de nos Alpes, l'action fortifiante de nos Eaux thermales, l'aspect d'une belle nature offrant les paysages les plus pittoresques et les plus variés; tout contribuera à vous rendre la santé, et vous bénirez, en rentrant guéris dans vos foyers, la terre hospitalière de la Tarentaise.

FIN

TABLE DES MATIERES.

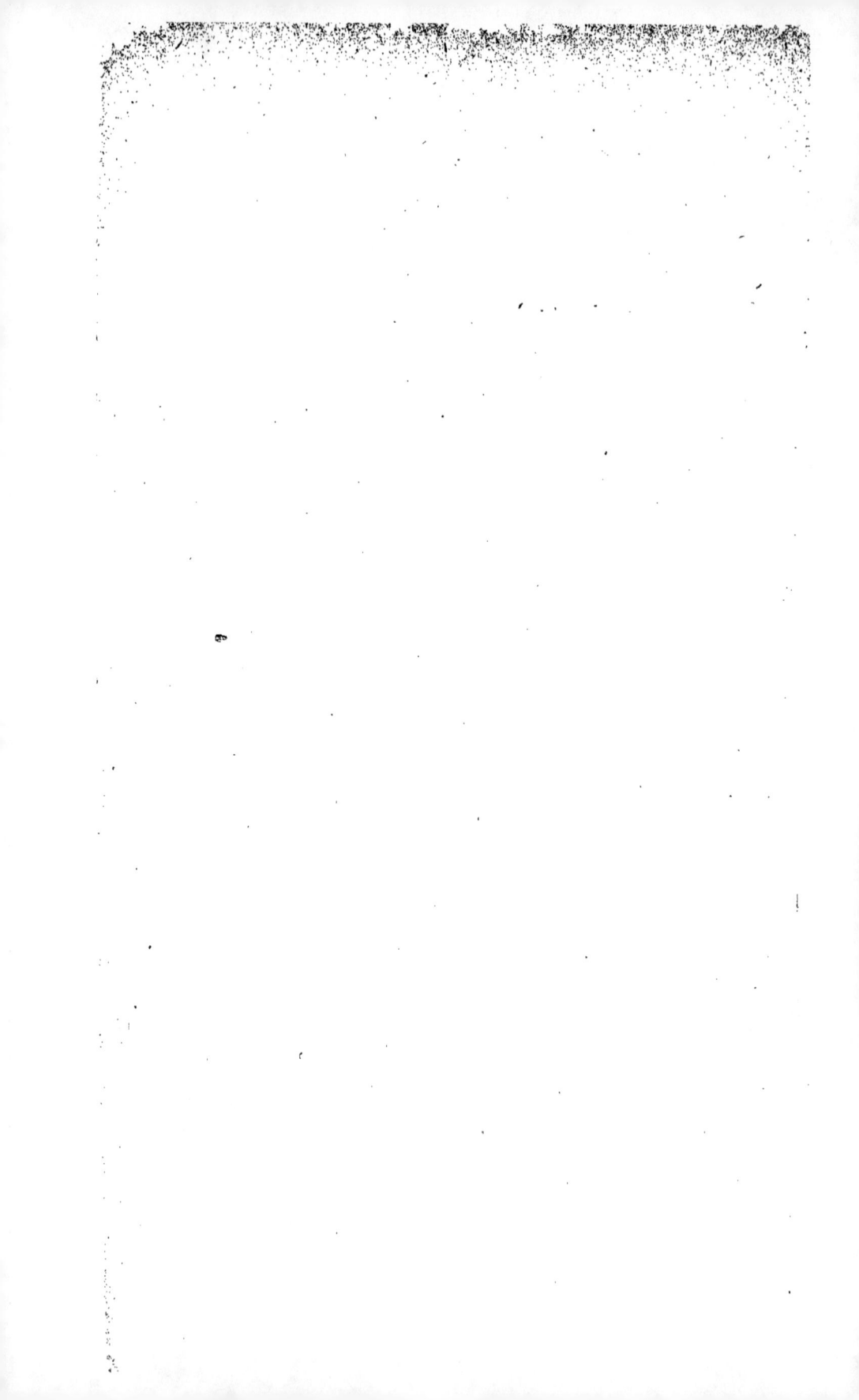

www.ingramcontent.com/pod-product-compliance
Lightning Source LLC
Chambersburg PA
CBHW062027200326
41519CB00017B/4953